AF355708

LA POGONOTOMIE,

OU L'ART

D'APPRENDRE A SE RASER SOI-MEME,

AVEC

La maniere de connoître toutes sortes de Pierres propres à affiler tous les outils ou instrumens ; & les moyens de preparer les cuirs pour repasser les rasoirs, la maniere d'en faire de très-bons ;

SUIVI

D'une Observation importante sur la Saignée.

Par J. J. PERRET, Maître & Marchand Coutelier, Ancien Juré-Garde.

A PARIS,

Chez DUFOUR, Libraire, rue de la Vieille Draperie, vis-à-vis l'Eglise Sainte-Croix, au Bon Pasteur.

M. DCC. LXIX.

PRÉFACE.

Ce n'est qu'en tremblant que j'entre dans la carriere, où tant de Savans se distinguent ; il y auroit même de la témérité, de ma part, d'ambitionner le titre d'Auteur, dans un siecle aussi éclairé, si je ne me sentois en état de donner des observations nouvelles & utiles, sur un Art, que la grande habitude m'a rendu familier, & que les réflexions m'ont fait perfectionner.

Il ne faut point s'attendre à trouver dans mon ouvrage les

a

agrémens d'un discours pompeux; mon seul but est d'être utile; je cherche seulement à m'exprimer le plus clairement qu'il m'est possible, c'est là ma seule ambition. Jaloux de procurer au genre humain quelques connoissances, je lui découvrirai tout ce que de longues expériences m'ont appris dans un Art dont il a continuellement besoin.

J'indiquerai d'abord aux hommes, les moyens les plus sûrs & les plus faciles pour se faire eux-mêmes, & avec dextérité, une opération devenue presque indispensable; excepté chez quelques nations particulieres, qui, jaloufes des mœurs antiques, croiroient dégrader la preftance mâle, s'ils fe coupoient entiere- ment la barbe.

Il eft furprenant, que parmi une foule innombrable de volu- mes, qui honorent notre litté- rature, ainfi que dans toutes celles de l'Univers, on ne trouve pas une fimple brochure qui en- feigne à l'homme les principes pour commencer, dans fa jeu- neffe, à fe faire une opération qu'il eft obligé, par la fuite, de répéter plufieurs fois la femaine.

On me répondra, peut-être, qu'il y a des Barbiers publics pour les uns, & des Valets de Chambre pour les autres; j'en

conviens : mais quels inconvéniens n'en réfulte-t-il pas ? combien de gens gagnent, par le
moyen des rafoirs & favonnettes
qui ont fervi à rafer des perfonnes
mal faines, des dartres, des boutons, & quelquefois des maladies funeftes, qui paffent dans la
maffe du fang, & y font des ra-
vages cruels ?

Il eft impoffible, même à un
habile Barbier, de faire la barbe
à un homme dartreux, & dont
le vifage eft couvert de boutons, fans écorcher la fuperficie
des boutons ; c'eft alors que le
pus fe cole, non feulement au
rafoir, & fe loge dans les pores
de l'acier, mais encore il s'atta-

che fur le frottoir, fur la main du Barbier, à la favonnette, au linge, & au baffin; tous les inf- trumens dont on s'eft fervi pour cette opération, deviennent les dépofitaires des corpufcules, & font capables de communiquer des malpropretés, des maladies défagréables, & quelques fois honteufes à celui qui aura le malheur d'être opéré avec la même main, & les mêmes inf- trumens: malheureufement un feul homme n'emporte pas tout le virus, pour peu qu'il en refte, même l'effuie-main, où tout le monde va s'effuyer, il en a toujours fuffifamment pour communiquer quelque malpropreté à ceux qui se font raser pendant cette journée.

Quel accident pour des gens de bonne constitution, sains de la peau & du sang, de courir de pareils risques ! Croiroit-on de bonne foi que ce que j'annonce est sans exemple ? Le fait est malheureusement trop évident, pour être soupçonné de faux. Pour le démentir, il faudroit réfuter la possibilité de l'inoculation de la Petite Vérole ; mais cette opération est actuellement trop connue, pour entreprendre de la révoquer en doute ; par conséquent l'insertion des corpuscules morbifiques par les Barbiers, n'est ni moins certaine, ni plus surprenante.

Ceux qui font venir les Barbiers chez eux, ne font pas à l'abri de toute crainte, quoiqu'ils aient tous leurs inftrumens, qui ne fervent qu'à eux feuls; parce que la main du Chricotomifte eft toujours entichée du virus, foit pour avoir favonné lui-même le vifage malade, foit pour s'être effuyé les mains après celui qui a fait l'opération. Il eft à remarquer que dans tous ces cas le danger eft encore bien plus grand, lorfque l'on reçoit une coupure, telle légere qu'elle foit.

Les Seigneurs, qui ont des Valets de Chambre, ne font pas, j'en conviens, fi expofés que les autres à gagner des maladies de la peau, pourvu toutefois que leurs Barbiers n'aient pas rafé quelque domeſtique, ni perſonne qui ait le viſage boutonné, dartreux ou malade, avant que de raſer leurs Maîtres.

Mais ce qu'il y a de certain, c'eſt que les hommes qui ſe raſent eux-mêmes, ont le viſage uni & plus ragoûtant, que ceux qui ſe font raſer par des mains étrangeres.

Comme beaucoup de perſonnes ont été les victimes de leur inattention à ce ſujet, on ſent plus que jamais la néceſſité de ſe faire cette opération ſoi-même, & l'on ſe fait un plaiſir d'apprendre à se délivrer de toute crainte, dût-on, les premieres fois que l'on se rase, risquer quelques lé-geres coupures.

C'est pour épargner aux nou-veaux Barbiers le désagrément de ces coupures au visage, que j'inventai, en 1762, le rasoir à rabot (*) qui est certainement

______

(*) Voyez le Mercure d'Avril 1762. M. Moreau, mon confrere, s'est annoncé comme Auteur de cette invention, dans les feuilles de l'avant-Coureur du mois de Mars ; mais il n'y a eu d'autre part que d'envoyer un particulier en acheter un chez moi, feignant d'être envoyé de la part de M. de la Place, Auteur du Mercure, & l'avoir ensuite copié. Toute sa gloire (si c'en est une d'être pla-giaire) fut réduite à passer l'espace d'un mois pour Auteur d'un instrument qui ne lui avoit coûté que six livres d'achat.

très commode pour apprendre à se rafer foi-même, parce qu'il a l'avantage de bien rafer, & auffi près que l'on veut, fans rifque de fe couper.

Quoique cet inftrument porte avec lui toute la fimplicité & la facilité poffibles, néanmoins quelques perfonnes ne s'en fervent pas auffi librement qu'elles le pourroient, pour profiter des avantages qu'il a par lui-même, & cela faute d'une defcription exacte de l'inftrument, & d'une inftruction qui démontre la maniere de s'en fervir ; cette inftruction eft le principal objet de l'ouvrage que j'ai l'honneur de préfenter au Public.

Je conviens, avec bien des personnes, que le rasoir à rabot demande un peu plus d'attention qu'un rasoir ordinaire; parce que la crasse se loge dans la châsse de la lame, & qu'il faut avoir le soin de l'essuyer. Mais la méthode simple que j'indiquerai dans cet ouvrage, diminue de beaucoup cette sujétion. D'ailleurs, les avantages réels, doivent faire passer sur une légere difficulté; car je crois qu'il est bien avantageux de pouvoir se raser sans se balafrer le visage.

Je n'engage pas tout le monde à se servir toujours du rasoir à rabot, à l'exclusion de tout autre rasoir; mais il est nécessaire d'en faire uſage , lorſque l'on veut apprendre à ſe raſer, afin d'accoutumer la main au maniement de l'inſtrument, & s'enhardir librement. Quand on ſe croit la main aſſez ſûre, & que l'on veut ſe raſer de près , on peut s'eſſayer avec un autre raſoir, (ou avec le même, en ôtant la châſſe de la lame, qui forme le rabot) & ſi, pour lors, l'on ne ſe ſent pas la main ſuffiſamment ſûre, on peut reprendre le rabot, & continuer de s'en ſervir, juſqu'à ce que l'on ſoit parvenu à ce que l'on deſire.

Un autre avantage du raſoir à rabot, eſt que la plupart des gens qui ſe raſent eux-mêmes, ne peuvent pas se raser la tête entierement avec un rasoir ordinaire, parce qu'il faut être ambidextre, ce qui n'est pas fort commun aux hommes; mais avec le rasoir à rabot, on se fait aisément cette opération sans se blesser : les personnes mêmes dont les mains sont tremblantes, s'en acquitteront avec autant de hardiesse que de succès.

Pour rendre cet Ouvrage plus utile & plus intelligible, j'y ai joint des planches gravées avec toute l'exactitude & la justesse possibles, ce qui est d'un grand secours; parce que la vue des objets, en rend l'explication claire, la manœuvre sensible,

& en facilite beaucoup l'intelligence.

Enfin, pour rendre cet Ouvrage utile, non seulement à ceux qui savent se raser, mais encore à ceux qui veulent apprendre à se faire cette opération, je donne une connoissance exacte & précise des instrumens, la maniere d'en avoir soin, & d'en entretenir la bonté : je tâche, en outre, de faire connoître la qualité des pierres à affiler ou repasser les rasoirs; la différence des bonnes, des médiocres & des mauvaises. J'indique aussi la façon de préparer un bon cuir pour repasser les rasoirs. Ces objets paroîtront, peut-être,

de

de peu de conféquence à plufieurs perfonnes, mais néanmoins, ils font fi effentiels à la
perfection de l'opération, qu'ils
en font prefque inféparables ; cependant très-peu de perfonnes
(je ne parle point de ce qui regarde les pierres & le cuir) fa-
vent entretenir le tranchant du
rafoir. La plupart même des
bons Barbiers ont d'excellens
inftrumens, avec lefquels ils rafent mal, faute d'être inftruits
de la façon de les gouverner, en
les paffant fur la pierre & fur
le cuir ; il eft donc indifpenfable d'avoir cette connoiffance
que, cependant, peu de perfonnes poffédent.

. Je crois m'être suffisamment
étendu sur ce qui concerne la
pierre & le cuir; je vais même jusqu'à proposer des limites pour
la durée de l'action, tant du bon
rasoir, que du médiocre & du
mauvais.

Je suis surpris que jusqu'à
présent, aucun Maître de l'art,
ne se soit pas encore appliqué à
traiter cette matiere assez clairement pour que chacun puisse
y trouver les connoissances dont
il a besoin. Je ne me suis pas bor-
né au seul tranchant du rasoir,
j'ai traité de tous les outils &
instrumens qui servent dans tous
les Arts & Métiers ; il n'y a certainement pas un homme dans

le monde qui n'aie befoin de quelque outil ou inftrument tranchant, quel qu'il foit, qui a befoin d'être entretenu par un affilage régulier; il eft donc important à la focité, que l'on traite des principes de rendre cette fcience démonftrative, fcience que perfonne ne devroit ignorer.

C'eft pour remplir cet objet, que je donne un traité général de toutes les pierres à affiler toutes fortes de tranchans, féparément de celui de la pierre à rafoir. Je tache de démontrer dans ce chapitre, quelles font les connoiffances que l'on peut acquérir en ce genre; je défigne auffi la vertu de chaque pierre en particulier, les qualités qu'elles doivent avoir, l'ufage que l'on en doit faire : enfin leurs propriétés pour les différens tranchans D'après mes obfervations on peut facilement apprendre à diftinguer affez les bonnes pierres d'avec les mauvaifes, pour pouvoir foi même en faire l'acquifition & les approprier au degré qui eft néceffaire pour les mettre en état de fervir.

Dans le chapitre fuivant, j'indique la façon de faire ufage de toutes les pierres, pour affiler toutes fortes d'inftrumens tranchans, depuis la lancette jufqu'à la hache; enfin, je ne né-

glige rien pour éclaircir les principes de l'affilage, afin que chacun soit à même de puiser, dans
cet Ouvrage, les lumieres dont
il auroit besoin pour travailler
plus facilement dans son métier,
par le bon entretien de ses outils.

Le dernier Chapitre renferme
une réflexion sur la saignée, objet qui m'a paru de très-grande
importance; elle excite à prévenir certains dangers. Je laisse au
Public à juger si mes observations sont essentielles ou non;
quant à moi, elles m'ont paru si
utiles & si intéressantes à l'humanité, que je croirois manquer à
ce que je lui dois, si je refusois
de les mettre au jour.

On appelle vulgairement *donner le fil à un rasoir, à un couteau*, &c., l'action de les affiler ; mais ce terme ne convient point au rasoir, ni autre tranchant fin, comme lancette, bistouri, canif, pas même au couteau, il n'est applicable qu'au rabot de Menuisier, au ciseau, au bec-d'âne, à la scie, à la hache, à la besaigue de Charpentier, aux outils propres au tour, enfin à tous les outils à fort tranchant, destinés à couper du bois ; parce que ces instrumens sont plats d'un côté, & qu'ils figurent de l'autre en biseau vif. Pour que tous ces outils coupent bien, on forme le tranchant sur une

grais, (*) & lorſque le tranchant
& le biſeau ſont formés vifs, on
ragrée ce même tranchant avec
une pierre douce, telle que je
l'indiquerai dans mon Ouvrage;
le dernier coup de cette pierre
doit être donné du côté du biſeau, (**) qui renverſe le petit
morfil, (ou, pour mieux dire,
les dents du tranchant) du côté
plat, & le diſpoſe, par ce coup
de maître, à mordre ſur le bois;
ſans cela le tranchant gliſſeroit
ſur la matiere, au lieu d'y entrer. Mais ce morfil, ſi eſſentiel
aux outils en bois, eſt le grand

____

(*) Ce qu'on appelle *affûter.*
(**) De-là naît le terme, *donner le fil.*

xiv PRÉFACE.

ennemi des tranchans fins ; le
vrai terme de l'Art, est affiler,
acuere, qui désigne plutôt ôter
le morfil, que de le donner ;
ainsi, nous nous servirons de ces
deux termes, chacun en leur
place, & comme il convient.

AVERTISSEMENT

DE L'AUTEUR.

VOULANT prouver la bonté réelle de la potée d'acier, dont je donne la compofition, à la note, page 49, j'imaginai de forger un morceau d'acier capable de faire un miroir : je l'exécutai de la largeur de trois pouces & demi, fur fix pouces de hauteur; j'eus l'honneur de le préfenter à l'Académie Royale des Sciences, qui l'a reçu, & dont voici le certificat.

EXTRAIT des Regiftres de l'Académie Royale des Sciences du 15 Juillet 1769.

MESSIEURS *Tillet & Jars,* qui avoient été nommés pour examiner une méthode propofée par le S. Perret,

Maître Coutelier, & de laquelle il
se sert pour donner à l'acier un poli
aussi beau que celui d'Angleterre, en
ayant fait leur rapport, l'Académie a
jugé que l'espece de potée proposée par
le sieur Perret, & de laquelle il donne
la composition, étoit bonne & propre à
accélérer le poli noir qui fait la beauté
de l'acier ; que de la comparaison faite
des différentes manieres de polir du
sieur Perret, avec celles qui sont en
usage en Angleterre, & qu'un de Messieurs les Commissaires y a vu pratiquer,
il résulte que celle du sieur Perret, ou
ne differe point des pratiques angloi-
ses, ou ne leur cede point dans les cas
où elle en differe, & qu'enfin les ouvrages qu'il a présentés, un Miroir &
un Rasoir, font voir qu'il est parvenu
à donner à l'acier un poli aussi beau
que celui qu'on donne à l'Angleterre ;
& qu'à cet égard, sa méthode méritoit

l'Approbation de l'Académie. En foi de quoi j'ai signé le présent Certificat, à Paris, ce 17 Juillet 1969.

GRANDJEAN DE FOURCHY,

Secrétaire perpétuel de l'Académie Royale des Sciences.

LA
POGONOTOMIE,

OU

L'Art d'Apprendre à se raser soi-méme.

CHAPITRE PREMIER.

Des Pierres à Rasoirs & de leurs diffé-rentes qualités.

Toutes sortes de pierres ne sont point propres au tranchant du rasoir; celles du Levant, par exemple, ont les pores trop gros, & font des dents insupportables aux premiers coups de

A

rafoir fur le vifage. Les pierres verdâtres que l'on apporte d'Efpagne, de
même que celles qui fe trouvent en
Lorraine, ainfi qu'une autre efpece,
qui eft noire & qui vient d'Angleterre,
ont à peu de chofe près le même grain
les pores en font trop ferrés, elles
font abfolùment trop douces, & font
couper durement.

Les pierres feules, propres à la perfection du tranchant du rafoir, font celles qui portent le nom même de *Pierres à Rafoirs*. Elles fe trouvent dans
des carrieres, auprès de Liége, & fur le
bord de la Meufe, feules carrieres de
cette efpece, connues en Europe : ces
pierres font ordinairement blanches : les
unes font d'un blanc de lait, & les autres un peu plus jaunâtres ; ces dernieres
font de l'ancienne roche. Grand nombre de ces pierres font tachetées de
noir ; d'autres ont des veines noires,
qui ferpentent fur le blanc ; en géné

ral, il s'en trouve de mauvaises dans les blanches comme dans les marbrées. Mais celles qui font d'un beau blanc de lait, qui paroiffent toutes fendues & prêtes à caffer, fe trouvent rarement mauvaises ; auffi font-elles les plus rares ; on les nomme *Pierres de la Venette.* Elles ne fe trouvent quelquefois mauvaises, que parce qu'il s'y rencontre de petits caillous en grains très-durs, & même des grains de fer ; ce qui eft abfolument nuifible, parce que l'on ne peut pas affiler un rafoir fans l'ébrécher, fur-tout quand le grain fe trouve fur un endroit de la pierre, que l'on ne peut pas éviter en repaffant le rafoir.

Il faut avoir une longue habitude, pour acquérir une grande connoiffance dans ces pierres, afin d'être en état de diftinguer du premier coup d'œil, les bonnes pierres d'avec les mauvaifes

& les médiocres; mais le plus sûr, dans ce cas, est d'en venir à l'essai, en affilant à plusieurs reprises quelques rasoirs dessus. Le seul moyen que l'on puisse indiquer, est de choisir un grainuni, dont les pores ne soient point trop gros, ni trop ouverts, parce qu'alors la pierre est trop tendre; & au contraire, un grain trop serré, qu'une pointe d'épingle de cuivre, auroit beaucoup de peines à marquer, seroit trop dur. Il faut, par conséquent, un milieu entre ces deux extrémités, c'est-à-dire un grain ni trop serré ni trop ouvert, sur lequel l'épingle puisse mordre, sans une grande résistance.

On connoît si la pierre est raboteuse, en passant l'ongle du pouce par dessus, & en appuyant légerément; par cette épreuve, on sent si elle est graveleuse, parce que l'ongle marchera irrégulierement. Il glissera sur le dur, & sur le tendre, il prendra la marche grave,

(5)

Pour avoir une bonne pierre, il faut que le frottement de l'ongle soit égal, & sentir qu'elle mange l'ongle en douceur.

Cette espece de pierre est ordinairement moitié blanche (plus ou moins) & moitié noire (1) ; très-rarement le noir est bon à affiler ; il est ou trop dur, ou trop tendre ; il semble même que cette pierre soit de deux natures, tant le noir differe du blanc. Cependant les taches noires, qui se trouvent parsemées sur le blanc, ne different point de la bonté ni de la qualité du blanc même. Ces pierres ne font plus d'aucun usage lorsque tout le blanc est emporté, & qu'il n'y reste plus que du noir.

____

(1) Celles où il ne se trouve point de noir, n'en ont pas moins eu pour cela ; mais il arrive quelque fois que l'épaisseur du blanc se trouvant suffisante, on mange tout le noir en dressant la pierre.

Beaucoup de perfonnes faifant l'acquifition d'une pierre, demandent fur-
tout qu'elles foient tendres; elles ignorent apparemmeut que celle qui eft
trop tendre eft plus nuifible que celle
qui eft trop dure, particulierement
pour un bourgeois, en voici la raifon.

La pierre trop tendre a les pores
gros & ouverts, ce qui, en affilant,
forme au tranchant des dents très-
groffes, & vifibles même au microfcope, comme celles d'une fcie à fcier
du cuivre. Il eft prouvé que tels tranchans ne peuvent jamais bien rafer fans
faire fouffrir; parce que tandis que la
pointe de la dent coupe un poil, le
creux d'entre deux dents en arrache
un autre; qu'elle fouffrauce! la pierre
dure eft par conféquent préférable;
fon feul défaut eft de demander plus
de tems pour affiler un rafoir, & lui
faire un bon tranchant; ce qui, ce-

pendant, ne va pas à plus de cinq à six minutes de plus que l'on ne mettroit à repasser sur une pierre parfaite.

L'huile d'olive est la meilleure pour affiler ; faute de celle-ci, l'huile de noix peut aussi servir. Mais si l'on n'avoit point d'huile, on pourroit employer l'eau claire, & particulierement, si la pierre est un peu dure ; il faut faire attention que l'eau dilate les pores de la pierre beaucoup mieux que ne fait l'huile ; car en ce cas, elle fait des dents un peu trop grosses, ce qui fait que le tranchant coupe rudement. On peut obvier à cette imperfection, en affilant légerement, surtout aux derniers coups de pierre ; il faut aussi passer le rasoir sur le cuir, un peu plus fort, ou plus longtems : par ce moyen on ne manquera pas d'être bien rasé, quoique privé d'huile d'olive, ce qui est cependant le plus néceſſaire pour faire de bons tranchans aux raſoirs.

Après s'être ſervi d'une pierre, il faut avoir ſoin de l'eſſuyer, parce que l'huile ſéjournant ſept à huit jours, y forme y une eſpece de gomme, ſur laquelle le raſoir ne fait que gliſſer. Pour y remédier, ce qui eſt abſolument néceſſaire, il faut prendre un morceau de pierre de ponce, & y faire une face plane avec une lime, ou la frotter ſur une pierre de taille ou ſur un grais ; il faut enſuite en frotter la pierre à raſoir, en y jettant de tems en tems de l'eau claire, ou en les trempant toutes les deux dans l'eau. Pour faire, enfin, cette opération réguliere, il faut frotter toute la longueur de la pierre, d'un bout juſqu'à l'autre, dix à douze fois, tant en allant qu'en revenant ; alors elle ſe dégraiſſera, & reprendra ſa premiere vigueur.

On fait la même chofe lorfque la pierre eft un peu ufée, foit par le long fervice, foit par des moulieres [2] qui fe trouvent naturellement dans la pierre, foit enfin parce qu'on ne conduit pas régulierement le rafoir en l'affilant, appuyant plus d'un côté que de l'autre ; la pierre, par conféquent, fe mange plus dans un endroit que dans l'autre. Alors il faut prendre la pierre de ponce avec de l'eau, & en frotter la pierre à rafoir, jufqu'à ce qu'elle foit unie ; c'eft là l'unique moyen pour la remettre en bon état. Mais fi la pierre à rafoir eft d'un grain ouvert & tendre, ou que la pierre de ponce ait les pores trop gros, les traits que cette derniere pierre fait fur l'au-

[2] Terme de l'art, qui veut dire des endroits mols entre des durs

tre, font trop fenfibles; alors il faut avoir un autre morceau de pierre à rafoir, toujours à l'eau, & les frotter enfemble, comme il eft dit ci-deffus pour la pierre de ponce. L'on ne peut-être affuré que la pierre à rafoir eft en bon état, que lorfque celle de ponce & l'autre morceau ont uni toute la furface, & ne laiffent voir à l'œil aucune inégalité, & au toucher du doigt, aucune onde ni aucun trait.

Il eft néceffaire que les pierres à rafoirs foient enchâffées dans du bois, parce qu'elles ne peuvent point foutenir la chute de deux pieds de haut fans fe caffer. La châffe, étant faite jufte pour la pierre, la préferve des fuites de ces accidens fâcheux, & qui font affez fréquens. Voyez la figure 1. de la premiete planche, qui la repréfente enchâffée.

Cette efpece de pierre n'eft pas uniquement propre au tranchant du rafoir; on peut encore très-bien s'en fervir pour beaucoup d'autres, comme biftouris, fcalpels, coupe-cors, canifs, grattoirs, & tous autres tranchans de femblables efpece, ou à peu près.

CHAPITRE II.

*Du tranchant du rasoir, & de l'art
de l'affiler ou repasser sur la pierre.*

L E tranchant le plus délicat & le
plus difficile, est, sans doute, celui
de la lancette ; il y a néanmoins beaucoup de précautions à prendre, pour
porter celui du rasoir à sa perfection ;
parce que son opération, sans être ni
aussi délicate, ni à beaucoup près si
précieuse, est plus difficile, éprouvant
bien plus de difficulté. Il suffit, par
exemple, qu'une lancette soit bonne
& bien repassée, pour être en état de
saigner toutes sortes de personnes [3] ;

[] Abstraction faite de la forme de la
pointe à grains d'orge, d'avoine ou pirami-
dal ; mais cette différence ne consiste que

mais un rasoir sera parfait pour une
forte barbe, & ne pourra pas couper
les poils fins d'une jeune : de même
que celui qui sera bon pour une jeune
& fine barbe, ne pourra point l'être
pour une forte.

On répondra, peut-être, qu'il y a
des rasoirs si excellens, qu'ils rasent
également les barbes fortes & les fines ; j'en conviens ; mais en voici la
raison : c'est que le tranchant de ces
bons rasoirs n'est ni gros ni fin, &
tiennent le milieu entre les deux. Il est
certain que tous les rasoirs qui feroient
à ce degré, opéreroient très-bien fur
toutes fortes de barbes ; mais d'où
vient au rasoir cette perfection ? Du
coup de pierre ; c'est-à-dire, de l'affi-

---

dans la méthode de faigner qu'ont les Chirurgiens, & non pas dans la finesse de la
pointe, ni du tranchant.

fage ; après qu'il a été bien repaſſé ſur la meule, (en ſuppoſant, toutefois, l'inſtrument bon & bien fait).

Le raſoir trop gros, ou repaſſé trop long-tems ſur la pierre, ne va jamais bien ſur une barbe fine, en ce que le biſeau qu'a fait la pierre ſur le bord du tranchant, eſt trop fort ; ce tranchant étant plus court, eſt moins vif à la coupe : que l'on applique ce raſoir ſur la barbe fine, on verra que le poil pliant à ſon approche, ſe couche ſur la peau, & le raſoir alors, paſſe par deſſus le poil, au lieu de le couper.

Le tranchanr trop fin ſur une barbe forte, n'a pas un meilleur ſuccès, en ce que le poil étant plus fort & plus robuſte, le tranchant fin qui n'eſt pas aſſez groſſi ſur la pierre, s'ébreche & ſe met en ſcie, s'il eſt bon ; car s'il eſt mou, il ſe plie ou ſe renverſe. Ces deux ſortes de tranchans arrachent le poil plutôt que de le couper; ainsi cette regle doit être généralement reçue, qu'il faut un tranchant fin pour une jeune & fine barbe, & plus gros pour une forte.

L'opération du rasoir a bien des obstacles à surmonter pour bien raser; il fait sur le poil, ce que fait la faux sur le bled (ce qu'on appelle faucher); mais l'avantage de l'un est bien plus grand que celui de l'autre, parce que l'épi se trouvant placé au sommet de la paille, fait un contrepoids réel; de façon qu'en appliquant la faux à cinq ou six pouces de terre, l'épi se trouvant à vingt-quatre ou trente pouces plus haut; il se fait par la colonne d'air, un contrepoids suffisant, en opposition à la faux, ce qui facilite beaucoup l'opération [4].

---

[4] Il est visible que ce contrepoids est

Mais le rafoir n'a pas cet avantage ; les reffources ne font pas les mêmes, ni à beaucoup près auffi avantageufe :

---

d'un grand fecours pour le Faucheur, puifqu'en appliquant l'inftrument au bas de la paille & portant le coup, l'air s'oppofe & fait coucher l'épi fur le plat, du côté du dos de la faux. On ne peut pas attribuer cet effet à la bonté de l'acier, ni à la qualité du bon tranchant de l'inftrument, puifqu'il eft différent, & fuit l'ufage ou le caprice des Faucheurs. Dans quelques pays, ces ouvriers font munis d'un marteau à deux panes, & d'un petit tabs ; ils s'affeient par terre, & plantent ce dernier dans un trou, entre leurs jambes, à coups de marteau ; fur le tranchant de la faux, ils l'aminciffent au point que la fimple habitude leur indique.

En d'autres endroits, les Taillandiers font les tranchans des faux & des faucilles, taillées au cifeau comme une lime, & dont les dents font auffi fortes que celles d'une

les

les poils font courts, & privés d'un contrepoids à leur fommet, ce qui rend l'opération de l'inftrument plus difficile que celle de la faux, & beaucoup plus fufceptible d'imperfections; il s'y trouve même plus de difficultés à furmonter que dans l'opération de la lancette.

Le tranchant de la lancette eft infiniment plus doux que celui du rafoir, parce qu'il le faut ainfi pour bien faigner, c'eft-à-dire, pour faire la ponction & l'élévation avec douceur, &

lime bâtarde. Enfin, ailleurs, on fait le tranchant à la meule comme un ceuteau; c'uft bien le meilleur, & celui qui fatigue le moins le Faucheur, parce que celui-ci coupe net, au lieu que les deux autres ne font que hacher; mais il faudroit que les Taillandiers fiffent un tranchant plus fin qu'ils ne font; celui qui conviendroit le mieux, c'eft le tranchant du canif.

B

fans déchiremens : mais cette extrême douceur de pointe & de tranchant ne provient pas de la feule bonté de l'acier, quoique nous choififfions toujours le meilleur, le plus fin, & furtout le plus net, mais encore du coup de pierre ; car c'eft ce qui contribue le plus à cette extrême douceur, & celle qui lui eft propre, eft une pierre verte.

D'après cet expofé, ne feroit-on pas tenté de croire qu'un rafoir qui feroit affilé à tous égards fur les mêmes efpeces de pierres, & dont le tranchant feroit auffi doux que celui de la lancette, raferoit bien plus légerement, & beaucoup mieux ? A ce fujet, je puis répondre affirmativement que non ; parce qu'un tranchant de rafoir fi doux, paffe par deffus le poil fans le couper, ou s'il en coupe quelqu'un, il le fait fi rudement qu'il femble qu'on l'arrache : en voici la raifon : il faut

des dents au tranchant du rasoir, parce
que son action n'est pas de couper ni
de hacher, mais de faucher; or, la
grande difficulté est de faire ces dents
sur la pierre d'une parfaite régularité,
ce qui n'est cependant pas impossible.

Un bon rasoir est un instrument rare,
disent bien des personnes; mais cette
rareté ne provient très-souvent que
parce que l'on ne sait pas le repasser
soi-même sur la pierre & sur le cuir,
ni lui donner un degré de tranchant
proportionné à la barbe. Je ne prétends pas pour cela, qu'il n'y en ait
point de mauvais; bien au contraire,
j'avoue qu'il y en a trente mauvais
pour quatre bons [5]

---

[5] Cet instrument est très-difficile à
faire bon, parce qu'il est sujet (comme bien
d'autres ouvrages délicats & de peu d'ap-
parence) à n'être pas payé sa valeur. Il

Voici les qualités requise dans un bon rasoir : 1°. il faut qu'il soit de

---

exige une extrême attention depuis le commencement jusqu'à la fin ; car il ne suffit pas d'avoir de bon acier, il faut encore un bon ouvrier & scrupuleux Forgeron, parce que l'acier surchauffé perd une vigueur à la coupe qu'il ne peut plus retrouver. Si le meilleur acier du monde & parfaitement forgé, n'est pas trempé avec une grande attention, & une connoissance exacte de la qualité de la matiere, afin de lui donner le degré de chaleur qui lui convient à la trempe, il ne pourra jamais faire un bon rasoir ; de plus, s'il est bien forgé, bien trempé, & qu'il soit manqué au recuit, il perd absolument ses bonnes qualités, parce qu'un très-petit instant le fait passer de la couleur de paille (qu'il lui faut) à la couleur d'or ; ce qui lui fait perdre une dureté si essentielle, que loin de le rendre propre à faire vingt-cinq ou trente barbes sans le repasser sur la pierre, ne sera pas en état d'en faire plus

bon acier; 2°. qu'il foit bien forgé & chauffé à propos; 3°. bien trempé; 4°. bien recuit : enfin 5°. bien émoulu,

---

de deux ou trois. S'il paſſe la couleur d'or, & qu'il devienne bleu, ou feulement violet, il fera totalement manqué, & jamais il ne pourra bien faire une feule barbe, parce que le feul frottement du tranchant fur la peau, lui fait renverfer, de l'autre côté, les pointes des dents Si, dans la crainte de lui donner trop de recuit, on ne lui en donne pas affez, le mal eft auffi grand, parce qu'on a beaucoup de peine à faire le tranchant fur la meule; & fuppofons encore qu'il puiffe fe faire; lorfque l'on veut s'en fervir pour rafer une barbe un peu forte, les dents du tranchant fe caffent, ce qui forme des bréches en quantité, à la vérité fi petites, qu'on ne peut les diftinguer qu'au moyen d'une loupe. On peut juger par là de la conféquence du recuit fur l'acier. Je donne pour preuve de cette conféquence, tous ces ouvrages d'acier qu'on fabrique en Angleterre,

& la condition des cinq qui paroîrroit
la moins essentielle, est cependant tellement indispensable, qu'il suffit qu'elle
soit simplement négligée, pour être

---

faits d'acier pur, & sans recuit; le poli en
est beau & flatteur, j'avoue même avec
tout le monde, que ces sortes d'ouvrages
sont séduisans; mais où en est la solidité ?
Que de mouchettes cassées, combien de
clefs de montres se perdent par les chaînons
qui cassent, des cachets, des breloques de
prix, des montres même ; qu'on examine
les petites affiches, & qu'on fasse le relevé
des breloques & montres perdues depuis
dix ans, on en trouvera au moins les trois
quarts avec des chaînes d'acier. Si, même,
les Dames n'avoient pas le soin de mettre
un cordon de soie, je doute fort que ces
chaînes résistassent seulement deux mois. En
voici la raison : c'est que l'acier d'Angleterre
est fort vif, ce que l'on appelle vulgairement sec ; & malgré ce défaut ordinaire à
leur métal, ils le trempent dans toute sa

trompé dans l'espérance d'avoir fait un bon rasoir.

Je vais encore plus loin, & je suppose qu'un rasoir ait au suprême de-

---

force, & ne lui donnent point de recuit, pour qu'il prenne un beau poli, & promptement, afin que ces ouvrages séduisent par la beauté, & que le bon marché enprocure le débit. On n'accorde qu'à l'Angleterre, l'art de bien polir l'acier, à l'exclusion même de Paris, centre réel de tous les Arts & Métiers, où les grands Artistes sont en si grand nombre, tandis que leurs génies heureux, font paroître tant de beauté dans tous les genres de travaux, on désavoue leur science à polir l'acier; cette décision m'a fait rougir mille fois pour les Juges. Tous les ouvriers françois poliront également l'acier, & à bon marché, comme les Anglois, quand ils voudront comme eux, faire de beaux ouvrages & de peu de durée.

Si l'on examine les lancettes pour saigner, que nous faisons en France, on re-

gré, toutes les perfections ci-deſſus dénommées, s'il n'eſt pas affilé à pro-pos, il devient ſemblable à un autre qui ſeroit fait au haſard & ſans atten-tion, ſans néanmoins que ſa bonté naturelle ſoit perdue; parce qu'en le repaſſant ſur la meule, s'il eſt trop groſſi, ou ſeulement ſur la pierre, ſi elle ſuffit, il reprendra ſa vigueur & ſa bonté. On peut juger maintenant de l'atention que mérite un pareil

---

viendra bientôt de cette erreur, parce qu'elles ſont mieux polies; d'ailleurs les Couteliers ne ſont pas les ſeuls poſſeſſeurs de cette ſcience; les Horlogers poliſſent auſſi bien qu'une lancette, le cocq, le reſſort, & toutes les pieces d'acier viſibles d'une mon-tre. Si l'on veut mettre le prix convenable à une boîte de montre d'acier, une garde d'épée, &c. on ne manquera pas d'ouvriers en France pour les faire, ainſi que toute autre piece.

inſtrument, & de quelle utilité eſt l'art de le ſavoir bien affiler ſoi-même, c'eſt ce dont nous allons traiter.

Le premier point de l'affilage eſt de ſavoir que quand le tranchant ſort d'être repaſſé ſur la meule, il eſt ſi mince, que ſon extrémité eſt terminée en morfil. Mais qu'eſt ce que le morfil? Je ne puis mieux le comparer qu'à une fine dentelle qu'on colleroit ſur le bord d'une feuille de fer blanc : dans cette comparaiſon, l'approche d'un autre corps, plus robuſte que la dentelle, feroit plier cette même dentelle, tandis que le fer réſiſteroit : il en eſt de même du morfil ; il eſt ſi mince, qu'il n'a pas aſſez de corps pour couper ; au contraire, il plie. C'eſt à la pierre qu'appartient le pouvoir d'ôter ce morfil, non ſeulement du raſoir, mais encore de tout autre inſtrument.

L'action d'affiler eſt donc d'emporter le morfil; mais comment se fait cette opération? Elle se fait en formant, un biseau sur le bord du tranchant à la place du morfil, & en faisant attention que ce biseau soit bien vif & bien régulier; en outre, qu'il ne soit pas plus gros d'un côté que de l'autre. On y parvient assez aisément, parce que le dos du rasoir est épais, & que son épaisseur doit être proportionnée à la largeur de la lame; c'est ce qui dirige sagement la réguliere vivacité du tranchant, & dont il a un extrême besoin.

Un point essentiel de l'affilage, est de s'exercer souvent pour se familiariser la main à tenir le rasoir afin d'appuyer toujours également d'un côté comme de l'autre, & depuis le bas jusqu'à la pointe.

On peut apposer un rasoir un peu fort ou matériel, le double de son poids; & un léger, deux fois : en un mot, pour l'un comme pour l'autre, les derniers coups de pierre doivent être donnés bien légerement, n'appuyant seulement que le propre poids du rasoir : tous ces principes étant indispensables, il est essentiel de les bien observer.

La figure 1 de la premiere Planche représente la pierre à rasoir ; A en est la poignée, qu'on prend de la main gauche, le pouce appuyé sur A.

La figure 2 est le rasoir empoigné de la main droite, précisément comme il est démontré par la main. M pointée seulement, pour mieux faire voir que le clou du rasoir doit se trouver dans la main, entre le doigt index & celui du milieu, le pouce étant appuyé sur E, & le doigt index sur N; c'est ainsi que l'on tient le rasoir solidement. On l'applique sur la

pierre dans la même situation de la figure 2. bien à plat, & l'on fait marcher le tranchant toujours devant;
on traîne le rasoir le long de la pierre,
en suivant la direction de la ligne,
depuis B jusqu'à l'autre bout C; ensuite
d'un tour de poignet & de doigts,
on fait tourner le rasoir par le dos
E E E, afin de ne pas heurter le tranchant sur la pierre, parce qu'il s'é-
brécheroit immanquablement; alors
on prend la même position de la figure 3 pointée, ayant le pouce appuyé
sur N, le doigt index en E; on rapproche à soi le rasoir, en traînant sur
toute la longueur de la ligne pointée
depuis T jusqu'à l'autre bout X; on
répete ces deux sortes de marches,
quinze ou vingt fois allant & venant.

Il est impossible de fixer la quantité
des coups de pierre, par plusieurs rai-
sons; un rasoir peut-être fin, demi-

fin, ou gros. D'ailleurs il peut être fatigué plus ou moins : voici à peu près les régles générales fur le nombre de coups de pierre ; le fin n'a befoin que de douze coups (de chaque côté); le demi - fin en exige dix-huit, & le gros vingt-quatre : un bon rafoir eft toujours plus dur qu'un médiocre, & ce dernier encore plus dur qu'un mauvais. Le bon rafoir demande un quart de coups de plus qu'un médiocre, & ce dernier un quart de plus que le mauvais. Ces regles ne ferviront encore de rien, fi l'on ne fait pas diftinguer les qualités du rafoir; il faut donc un éclairciffement plus précis.

Pour connoître fi le rafoir eft bien repaffé, effayez de couper légerement la peau de la main, il faut qu'il prenne vivement & en douceur; finon remettez-le fur la pierre, & lui donnez encore quatre ou cinq coups de chaque côté; il ne faut pas cependant donner trop de coups de pierre; car le trop est auffi nuifible que le trop peu, parce qu'il s'y forme un petit morfil qui le met hors d'état de couper; il eft donc effentiel d'en connoître l'excès; en voici le moyen.

Quand on effaye fur la peau le rafoir fortant de deffus la pierre, fi le morfil eft fort, on le fent fcier rudement: s'il eft fin, on le fent moins; il faut alors faire une autre épreuve. Paffez le tranchant fur l'ongle du pouce ou du doigt index, & tenez le tranchant depuis le bas de la marque, jufqu'à la pointe; s'il paffe fans râcler il n'y a point de morfil; fi, au contraire, il râcle, c'eft une marque infaillible qu'il y en a. Or pour s'affurer de la vérité, il faut le repaffer une feconde fois fur l'ongle, toujours légèrement, & regarder enfuite; s'il coupe bien la peau de la main, il eft certain qu'il n'y a pas de morfil, & que le rafoir va très-bien.

Dans cette expérience, il n'y a pas à craindre de fe bleffer, parce que la corne de l'ongle eft fuffifamment dure pour réfifter à cette opération, pourvu qu'on ménage bien le poids du rafoir : fa feule pefanteur eft fuffifante : & même, s'il eft fort, il faut retenir la moitié de fon poids.

Il eft effentiel de le paffer deux fois fur l'ongle, parce que la premiere fait ébranler le morfil, & la feconde le fait coucher de côté ; de forte qu'en remettant le rafoir fur la pierre, en cinq ou fix coups, le tranchant fe trouve en bon état. Enfin, pour connoître parfaitement fi le rafoir eft bien, il faut qu'il prenne la peau de la main également après l'avoir paffé fur l'ongle deux fois, qu'avant de l'y avoir

passé, soit en douceur, soit en vivacité; & j'ose même assurer que cette
regle est la seule constante, la moins
variable & la plus certaine. Supposé
que l'action de passer le rasoir sur l'ongle, fasse craindre de se blesser, voici
un autre moyen : en conservant toujours la même légereté de la main,
on peut le passer sur un morceau de
bois de chêne, du hêtre ou du sapin,
peu importe; il faut prendre le bois
de travers & à contrefil, car autre-
ment il n'y feroit ni bien ni mal; &
dans ce sens, il faut passer deux fois
le rasoir sur ce morceau de bois; en
ligne directe & sans chanceler, de
même que sur l'ongle : on tirera de
cette expérience les mêmes éclaircisse-
mens qu'avec celle de l'ongle.

Mais si le rasoir est mauvais, ni l'ongle, ni le bois ne peuvent point suf-
fire, il faut coucher le morfil d'une

autre façon ; à cet effet, on pose le tranchant sur la pierre , de telle façon que le dos soit élevé de trois ou quatre lignes , pour que le tranchant seul pose sur la pierre , comme si l'on passoit le rasoir sur le cuir ; on traîne son coup , en faisant marcher en devant le dos du rasoir bien légerement , depuis la pointe d'un bout de la pierre jusqu'à l'autre : alors le morfil se rrouve couché d'un côté ; on donne ensuite un semblable coup de l'autre côté , en faisant marcher le tranchant par devant ; car c'est ce contrefens qui fait tomber le morfil. Après cela, on applique le rasoir bien à plat sur la pierre , pour refaire le tranchant vif , ce qui se trouve fait en cinq ou six coups de pierre de chaque côté.

Si l'art de repasser un rasoir sur la pierre est si nécessaire, combien l'est davantage celui de le repasser sur la

meule? Il y faut beacoup d'attention,
parce qu'un bon rasoir peut-être rendu
mauvais par plusieurs inconvéniens; il
faut que son tranchant soit évidé régulierement, & qu'il plie sur l'ongle, de
l'épaisseur d'une demi-ligne au moins,
& au plus d'une ligne. Il faut sur-tout
qu'il soit bien égal d'un bout à l'autre,
& que le tranchant présente un ventre
dans toute sa longueur sans inégalités
ni creux, mais au contraire bien uni.

Je viens de dire qu'un rasoir peut
devenir mauvais en le repassant sur la
meule; en voici la preuve; un seul
coup donné à sec (c'est-à-dire sans
eau sur la meule, produit ce change-
ment : l'extrême vivacité de la meule,
forme un frottement si rapide, que le
tems de le regarder suffit pour détremper tout le tranchant, aussi tous
les ouvrages qui tombent entre les
mains de ces Remouleurs qui vont

dans les rues, tournant avec le pied une petite roue qui fait tourner une meule, fur quoi ils repaffent indifféremment, couteaux, cizeaux, canifs, rafoirs &c. fans eau, tous ces iuftrumens font bientôt rendus mauvais.

Ce que j'avance ici eft inconteftable, parce que le frottement de la meule eft très-rapide; en voici une preuve : un morceau d'acier ou de fer de la groffeur de deux ou trois lignes, qu'on applique fur la meule à fec, devient dans le même inftant, rouge au point d'y pouvoir allumer une allumette. Par conféquent un tranchant quelconque, qui d'ailleurs eft très-mince, expofé à une pareille chaleur, ne peut manquer de fe détremper; c'eft ce que nous appellons en terme de l'art, *un tranchant brûlé*.

J'ai avancé ci-deffus que le tranchant du rafoir doit faire un ventre

régulier dans toute fa longueur , comme le repréfente la figure 2 bbb de la
premiere Planche ; la raifon en eft
toute fimple, puifqu'avec une telle direction de tranchant, l'on rafe adroitement tous les endroits du vifage, ce
ventre eft néceffaire pour répondre à
la conformation des creux & des rides
de certains vifages, rides qui font quelquefois fi profonds, que le ventre du
rafoir ne fuffit pas, & qu'il faut y porter la pointe du rafoir, qui fans doute
à cet effet doit être arrondie, comme
le défignent les figures 2 , 3 , 5 & 6 ;
fans quoi l'on fe fait autant de coupures, que l'on donne de coups de rafoirs, à moins qu'on n'y prenne une attention finguliere , ou qu'on ne fe rafe
qu'à moitié. Lors même que l'on n'auroit ni trous ni rides, & que le vifage
feroit uni & plein, il y a toujours des
endroits qui exigent le ventre du tran-

chant, & la pointe arrondie; tels font le creux du menton, le tour du col, les veines jugulaires, les environs des oreilles & du nez [6].

On voit clairement par ces détails circonstanciés, que ce n'est pas sans raison que bien de personnes se trouvent mal rasées, puisqu'il faut tant de

---

[6] Le tranchant du rasoir étant très-fin, peu de chose l'ébreche; il faut donc de l'attention pour l'ouvrir & le fermer sans le gâter, ni s'estropier soi-même : pour l'ouvrir, il faut prendre le bout de la châsse du rasoir avec le pouce & l'index de la main gauche, & les semblables doigts de la main droite à la pointe de la lame du rasoir; c'est ainsi qu'il s'ouvre adroitement. Pour le fermer, on tient le pouce & l'index de la main gauche sur le bout de la châsse, & le doigt du milieu sur le clou qui unit la châsse & la lame, on met le doigt index sur le dos de cette lame, & l'on conduit doucement le tranchant dans sa châsse.

connoiſſances & de précautions pour ſavoir bien affiler un raſoir : mais de la maniere que je le démontre, je crois qu'il ſera facile d'y parvenir. La volonté, jointe à un peu d'adreſſe, rendront dans l'eſpace de deux mois, une perſonne en état de profiter des fruits de ſon apprentiſſage.

Un bon raſoir mérite certainement d'être conſervé avec ſoin & tenu proprement; il faut ſurtout le bien eſſuyer après l'opération, pour le préſerver de la rouille. Au ſurplus, quand on a fait choix d'un maître pour repaſſer ſes inſtrumens, il ne faut pas le changer quand il a réuſſi à bien faire, parce que cet Artiſte qui a fait l'étude des qualités du raſoir, & du degré de la barbe, eſt en état de faire mieux qu'un autre, qui ne connoîtroit ni l'un ni l'autre; chaque maître fait, ou du moins il doit s'appliquer à faire cette double étude.

Au surplus, ce n'eſt pas toujours le ſavoir qui manque à l'ouvrier, c'eſt plutôt la récompenſe qui ne balance pas avec la peine & les ſoins qu'exigent ces ſortes d'inſtrumens. On convient volontiers qu'un bon raſoir eſt rare; mais d'où vient cette rareté, ſi ce n'eſt de l'extrême attention pour le faire? Qu'eſt-ce que vingt-cinq ou trente ſols, pour un inſtrument ſi difficile à bien faire? Il faut beaucoup de régularité pour bien repaſſer un raſoir; & l'on ne donne pour cette opération que deux ſols ſix deniers, & ſouvent même que deux ſols. Encore quelquefois eſt-on obligé d'intéreſſer l'ame mercenaire des Domeſtiques, pour ne pas perdre la pratique de la maiſon, dont ils paroiſſent diſpoſer à leur volonté, & qu'ils font enviſager comme très-lucrative à celui qui récompenſe le mieux; enſuite s'en vont chez un

autre Artiste prodiguer les mêmes pro-
messes; par cette façon d'agir, les
Maîtres font rarement bien servis.

*L'homme est le meilleur interprête de
foi-même* : un Seigneur est toujours
bien servi quand il s'adresse lui-même
aux Artistes & aux Ouvriers, parce
qu'un galant homme qui s'humanise
avec l'Artisan, lui découvrant le moindre défaut de son ouvrage, fait que
l'Artiste, piqué d'honneur, le réparera,
& s'efforcera à l'avenir de ne lui rien
présenter qui ne soit, pour ainsi dire,
parfait, persuadé qu'il travaille pour
un homme, pour un connoisseur; une
douce représentation & un ton d'humanité fait toujours impression, car
dans tous les états de la vie on trouve
des sentimens.

Je prie mes Lecteurs de me pardon-
ner quelques réflexions répandues dans
cet ouvrage : je ne puis les passer quoi-

trangeres à mon fujet. Par exemple, je vois des gens léfiner fur des marchés de conféquence, & parler même contre leurs propres lumieres avec des maîtres établis & connus pour être de bonne foi.

Ce qui fait encore beaucoup de tort aux Arts & aux Artiftes, font ces gens fans aveu, qui contrefont les marchands étrangers, & qui dans le fond ne font que des charlatans & des redreffeurs, qui ne vendent que des chofes volées, ou rebuts de boutiques de banqueroutiers : cependant ils affrontent le public en parcourant les places, les rues, les cafés, les hôtels : d'honnêtes gens, qui la veille, avoient marchandé avec un citoyen Artifte, fe livrent à ces inconnus avec une confiance finguliere, les croyent fur leur parole, & s'imaginant avoir trouvé un

D

bon marché, ils achetent au poids de l'or, des marchandifes dont le faux brillant difparoît auffi promptement que les marchands qui les ont vendues.

CHAPITRE III.

Du Cuir à repasser les Rasoirs , de la composition pour le faire soi-même , & la façon de s'en servir.

L'UTILITÉ du cuir n'est pas d'une petite conséquence pour le tranchant du rasoir; car il n'est pas possible que le plus parfait fasse aisément plus de deux ou trois barbes , sans être repassé sur le cuir , sur la main , sur un soulier , ou sur la pierre : mais comme la pierre use & grossit le tranchant, il est inutile de s'en servir avant qu'il soit nécessaire.

La propriété du cuir est de remettre le tranchant, par la vertu qu'il doit avoir de polir le rasoir de chaque côté , parce que le tranchant qui se trouve entre deux frottemens alternatifs, re-

çoit une supérioté de vivacité très-néceffaire.

De plus, fi la pierre eft un peu tendre, & qu'elle ait les pores trop ouverts, elle fait au tranchant des dents
trop groffes; alors le cuir eft d'un
puiffant fecours, pour fuppléer au défaut de la pierre, parce qu'il mange la
trop grande longueur des dents, &
fait couper le rafoir plus doux.

Il faut auffi remarquer qu'un tranchant qui a fait une barbe fe trouve
fatigué, furtout fi le rafoir eft conduit
avec la même main; car c'eft toujours
le même côté qui travaille, & c'eft
affez l'ordinaire, à moins qu'on ne
foit ambidextre; alors le tranchant fe
renverfe de l'autre côté du frottement:
dans ce cas il eft facile de juger foi-
même que le cuir eft indifpenfable,
parce qu'il ranime le tranchant en le
remettant au milieu.

Ce que j'avance ne doit point éton-
ner, ni paroître ridicule, furtout aux
perfonnes qui ont la moindre notion
de la Phyfique expérimentale ou fpé-
culative; on comprendra même facilement ce que j'avance, fi on fe rap-
pelle qu'il n'y a point de frottement
quelconque fans affoibliffement & di-
minution des parties en mouvement.

Or , l'opération de la Pogonotomie
eft un frottement continuel du rafoir
fur la peau, & des dents contre les
poils; il en réfulte donc qu'un tranchant eft fufceptible d'arrondiffement
fi le rafoir eft bon , & de renverfement
fi le rafoir eft inférieur en bonté. On
ne doit donc pas exiger plufieurs barbes d'un rafoir, fans fuppléer, par le
moyen du cuir, à fa vivacité ufée, ou,
pour parler en Phyficien, fans relever
les dents du tranchant renverfées ou
émouffées par l'action de couper.

Le cuir est indispensable, il en faut absolument convenir ; mais aussi il est essentiel d'en avoir un bon : cette bonté n'est pas si difficile qu'on se l'imagine ; je crois même qu'il n'est pas hors de propos que j'en donne ici la composition avec la maniere de pouvoir les faire soi-même.

Premierement, il faut donner au bois, soit par le moyen de la rape, soit par celui du rabot, la forme que l'on veut, c'est-à-dire 1, 2, 3 ou 4 faces, deux sont suffisantes ; voyez la figure 4 de la Premiere planche ; elle représente un cuir ; A est son manche ou sa poignée : il est nécessaire d'avoir un peu d'espace pour agir à l'aise ; il faut qu'il ait cinq ou six pouces de longueur sur quinze ou seize lignes de largeur, & deux ou trois pouces de poignée. Sur le bois ainsi préparé, l'on colle un morceau de cuir de veau, ou

de buffle, ou de chapeau de castor ;
sur chacune de ses faces : après que le
tout est séché & bien collé, & que ses
deux faces ne soient pas bien unies &
qu'il y ait des inégalités, il faut le
dresser avec un morceau de pierre de
ponce à sec, en le frottant d'un bout
à l'autre, comme il est démontré pour
la pierre à rasoir, mais sans eau.

Il faut avoir soin de bien broyer sur
une plaque de fer ou dans un mortier la
poudre, potée, ou telle autre drogue que
l'on veut mettre dessus le cuir, en la
passant ensuite au tamis de soie, afin
qu'il n'y reste pas un seul grain sensible au doigt, parce qu'un seul suffiroit
pour ébrecher le rasoir autant de fois
qu'on le passeroit par dessus.

O peut faire des cuirs avec plusieurs
sortes de choses, comme de la brique
à four, du carreau, du tripoli, du
crayon rouge, de la mine de plomb ;

de la pierre à rafoir, de la pierre de ponce, de la pierre à couteaux ou de faux, de la cruche à l'eau, des creufets à fondre, mais neufs, & enfin toute forte de terre cuite [7].

La pierre à couteau, celle de ponce

------

[7] Tous les grands faifeurs de cuirs verront par ces détails que leurs fecrets font éventés; je puis dire avec certitude que prefque tous ne fe fervent que de la mine de plomb, & du crayon rouge, de la pierre à rafoir, ou de la cire à décrotter : de tout ce que j'ai dénommé, ces drogues font les moins bonnes, & en même tems les moins couteufes & les plus promptement préparées.

Je ne prétends pas dire que ces fortes de cuirs foient mauvais au point de gâter les rafoirs, pourvu que la potée foit bien broyée & paffée au tamis de foie ; ils ne font mauvais, qu'en ce qu'ils n'ont pas la vertu de polir l'acier affez promptement, & qu'il faut cent coups de ceux-là, tandis que fept ou huit coups d'un bon cuir fuffifent.

&

& la cruche à l'eau, font celles qui mangent le plus vîte, c'eft pourquoi il faut qu'elles foient broyées plus fin, finon les cuirs arrondiront tellement le tranchant, qu'ils le mettront hors d'état de faire plus de deux ou trois bàrbes; encore couperont-ils fi rude, qu'ils feront fentir des cuiffons au vifage. Un bon cuir, il eft vrai, revient un peu cher; en voici la compofition : les potées avec lefquelles nous poliffons l'acier au point où nous voulons, font l'éméric, le rouge d'Angleterre, la potée d'étain & le cinabre ou vermillon; on prend de l'éméric pilé bien fin pour le côté noir, comme le plus mordant; & pour le dernier côté, du rouge d'Angleterre [8]; dans le

____

[8] Ce rouge qui eft un fecret pour les Artiftes François, n'eft autre chofe que de l'acier fondu, voici tout le myftere : pre

cas où l'on ne pourroit pas avoir du rouge d'Angleterre, la potée d'étain &

---

nez de bon acier, coupez-le de grosseur à pouvoir en mettre dans un creuset ; mettez le tout au feu de charbon de bois, à la forge ; lorsque l'acier est chaud à blanc, jettez-y (sans sortir le creuzet du feu) deux ou trois morceaux de souffre de la grosseur d'une noix, l'un après l'autre, à la distance d'une minute l'un de l'autre ; après que l'acier est fondu, jettez-le dans une lingotiere, & le laissez réfroidir de lui-même ; broyez ce corps dans un mortier, seulement jusqu'à ce qu'il soit à demi-fin ; mettez-le ensuite sur un feuille de tôle, & sur un brasier de charbon de bois ; remuez-le un peu pendant qu'il rougit, avec une petite tringle amincie par le bout en pelle ; & lorsqu'il est bien rouge, couvrez le tout avec un autre morceau de tôle rouge, & des charbons ardens par dessus, afin qu'il se tienne rouge long tems, & laissez-le passer toute la nuit dans ce feu, & qu'il se refroidisse de lui-même,

(51)

le cinabre bien mêlés enſemble équi-
valent preſque le rouge anglois; quant
à la doſe de l'un & de l'autre, ſur une

Le lendemain retirez-le du feu, & ache-
vez de le broyer ſur une plaque de fer de
dix-huit à vingt pouces de long, ſur douze
à quinze pouces de large, avec une maſſe
de fer ou marteau, du poids de douze à
quinze livres; ſi vous y ſentez, en broyant,
de petits grains, qui, n'ayant pas été fon-
dus, vous paroiſſent rouler ſous le marteau, paſſez-le au tamis de ſoie.

Ce rouge eſt fort cher, par la raiſon qu'il
eſt très-long à broyer, & qu'à peine un
homme en peut broyer ſept à huit onces
dans toute ſa journée, parce qu'il n'eſt bon
qu'étant broyé au ſuperfin.

Je découvre ce ſecret au public, parce
que quantité d'Arts & Métiers en ont beſoin, & ſont dans le cas de s'en ſervir pour
polir l'acier. Il ſeroit à ſouhaiter que quelque patriote le compoſât, & en fît ſon
occupation, pour ne pas être obligés d'aller

once de potée d'étain, un demi-gros de cinabre suffit.

Il faut allier ces drogues, soit poudres ou potées avec quelque liquide, pour pouvoir s'en servir, c'est-à-dire,

---

chercher chez l'étranger ce que nous pouvons faire chez nous; quant à moi, mes occupations font en trop grand nombre pour y ajouter celle-ci, car les inftrumens de Chirurgie ne me laiffent aucun relâche; ainfi je ne le fais que pour moi; & pour ne rien céler, je le fais meilleur que celui d'Angleterre, parce que j'y ajoute fur une once de rouge, un demi-gros de Cinabre & une demi-once de potée d'étain; ces trois drogues bien mêlées enfemble & délayées avec de l'eau-de-vie, l'expérience de dix années me prouve qu'il eft meilleur, & diligente du double.

De la limaille d'acier dans un pot de terre neuf, dans lequel on jette du bon vinaigre pour le diffoudre en rouille dans l'efpace de quinze jours, donne une potée pour po-

qu'il faut en faire une efpece de gomme, afin de pouvoir les appliquer facilement fur le cuir; pour cet effet l'on
peut prendre un peu d'huile d'olive
avec laquelle on les délayera bien dans
un petit pot : il faut faire cette
efpece de pâte auffi dure qu'il eft
poffible; l'étendre enfuite fur le cuir
avec une fpatule ou la pointe d'un
couteau, & en couvrir à froid toute
la furface.

Autre moyen : faites fondre dans
un petit pot, un peu de fuif, dans
lequel vous jetterez de l'éméric, ou
telle autre poudre que ce foit; dé-

lir, lorfqu'elle eft bien broyée : le fafran
de Mars, ou la rouille qu'on retire des pots
de fer dans lefquels on fait l'eau forte, polit
auffi-bien; mais ces deux fortes ne valent
pas, à beaucoup près, le rouge d'Angleterre, tel que je le compofe.

E iij

(54)

layez le tout enſemble à chaud , mais
non bouillant , & l'étendez de même
ſur le cuir avec la ſpatule. La graiſſe
de porc , qu'on appelle *ſain doux* , eſt
encore meilleure ; le beurre frais peut
très-bien ſervir ; mais ce qu'il y a de
plus parfait , eſt la graiſſe retirée du
pot-au-feu , ou pour mieux dire , cette
lame de graiſſe que l'on retire de deſſus
le bouillon froid , afin que la ſoupe
ne ſoit pas ſi graſſe : les graiſſes de
viandes rôties ne ſont pas moins bonnes , étant toutefois préparées comme
le ſuif. Que ce ſoit avec huile , ſuif ou
graiſſe , il faut l'étendre avec la ſpatule ſur le cuir , & n'en mettre que
l'épaiſſeur d'une piece de deux ſols ; s'il
y en avoit davantage , la compoſi-
tion ſe formeroit en écailles , & ſe dé-
tacheroit du cuir ; il arriveroit auſſi
qu'en repaſſant le raſoir , elle ſe
ramaſſeroit par petits monceaux ,

(55)

& occasionneroit des trous & des inégalités qui nuisent beaucoup au tranchant du rasoir, & rendent la manœuvre plus difficile. Il faut laisser sécher le cuir, ainsi préparé, un jour ou deux avant que de s'en servir, sur-tout s'il est à l'huile ; il forme ensuite un cuir parfait , & en état de servir pendant plus de six mois.

La façon de repasser un rasoir sur le cuir est précisément tout le con-traire de celle de le repasser sur la pierre : sur celle-ci, c'est le tranchant qui marche devant ; mais sur le cuir c'est le dos qui va par devant, & le tranchant le suit, comme il est démon-tré par les figures ci après dénommées, savoir la figure 4 de la premiere Plan-che représente un cuir, A en est la poignée ou le manche qu'on tient dans la main gauche. La figure 5 est le ra-soir posé sur le cuir pour donner le premier coup. La pofition des doigts eft la même que celle de la pierre; ayant placé la moin droite, le pouce fur H, le doigt index fur G, on appuie environ trois fois la pefanteur du rafoir, & l'on traîne le coup jufqu'à l'autre bout, en fuivant la direction de la ligne, depuis K jufqu'à H ; lorfqu'on eft arrivé à ce bout, on tourne le rafoir entre les doigts, le tranchant élevé du cuir, pour ne pas gâter le rafoir ni le cuir; enfuite on prend la pofition de la figure 6 pointée, où le pouce doit fe trouver placé fur G, & le doigt index fur H; alors on rapproche à foi, en appuyant toujours également & en fuivant la direction de la ligne pointée depuis Y jufqu'à Z; on répete fept à huit fois cette marche; & l'on eft affuré qu'il eft bien repaffé, s'il prend bien fur la peau de la main.

Il eft effentiel d'avoir un étui pour

renfermer le cuir à chaque fois qu'on
s'en fert ; pour le conferver, il fuffit
qu'il foit fait en papier fort : c'eft le
moyen de le tenir proprement ; il n'eft
pas douteux que toute autre matiere
étrangere à fa compofition , eft dans
le cas de le gâter ; il eft bon auffi d'effuyer le rafoir avant de le paffer deffus.

Il y a bien des perfonnes qui , voulant être bien fervies , fans faire les
frais convenables pour tous les outils
néceffaires , ont pour habitude de repaffer le rafoir fur leurs fouliers ; je ne
blâme pas tout-à-fait cette méthode ,
puifque c'eft une peau préparée à
l'huile comme celle du cuir , & qu'il
y a deffus de la cire compofée avec du
noir de fumée & du fuif ou autres
chofes équivalentes ; ainfi le foulier
peut aller de pair avec un cuir de médiocre bonté.

Mais il faut que , pour que les fou-

liers puiſſent bien repaſſer, il faut, dis-
je, qu'ils ſoient décrotés nouvellement,
qu'ils n'ayent pas ſervi dans la boue,
ni dans la pouſſiere, parce que le moindre gravier qui ſe trouveroit ſur le
cuir, feroit capable d'ébrécher le raſoir & de le mettre hors d'état de raſer.
Pour l'ordinaire, les gens mal pourvus
en cuir ne ſont pas mieux montés en
pierre; ainſi n'ayant ni l'un ni l'autre,
ils s'écorchent au lieu de ſe raſer;
qu'en réſulte-t-il? Ils maudiſſent le
raſoir, peſtent contre le Coutelier, &
croient avoir raiſon.

Après avoir traité du cuir compoſé,
il eſt à propos de parler du cuir naturel, qui eſt la main même du Pogo-
notomiſte. Sa bonté eſt toujours à peu-
près la même; l'uſage de repaſſer le
raſoir ſur la main, bien loin d'être
blâmable eſt très-applaudi : & même
je le recommande, ſurtout à ceux qui

n'ont point peur de se couper. La main
peut-être regardée comme un second
cuir, qui en sa qualité de peau vivifiée,
est toujours onctueuse, & par conséquent propre à adoucir le tranchant
du rasoir dans le moment que l'on se
fait la barbe, surtout si le rasoir n'est
pas bien bon; parce qu'alors il se lasse
aisément par le frottement, s'arron-
dit, ou se renverse; sans être obligé
de recourir au cuir plusieurs fois, on
peut lui donner sept à huit coups sur
la main, & il reprend sa vivacité.

Pour éviter de se blesser en passant
le rasoir sur la main, il faut le tenir
ferme dans la main droite, de telle façon que le pouce soit placé près de la
marque, & l'index vis-à vis parallele-
ment; ensuite il faut présenter le plat
de la main gauche, serrer les doigts,
& les renverser en arriere le plus qu'il
sera possible; du reste, il faut suivre

la méthode prescrite pour le cuir, qui est de poser le rasoir à plat sur la main, en faisant marcher le dos en avant, & donnant les coups de toute l'étendue de la main.

Je crois qu'il est nécessaire de répondre à quelques personnes qui trouvent, ou du moins qui disent trouver que leurs mains sont les meilleurs cuirs, que, sans avoir entierement raison, elles n'ont pas tout-à-fait tort ; mais voici la seule raison qui puisse appuyer cette espece de systême. Ces sortes de personnes ont la peau huileuse, d'où il suinte une liqueur sur laquelle s'attache, dans les plis de la peau, une poussiere fine ; ce qui forme une espece de gomme qui peut servir de cuir.

Pour prouver ce que j'avance, il ne faut que remarquer les garçons Perruquiers qui oublient souvent leur cuir,

quand ils vont en ville pour raſer, &
ſe ſervent avec aſſez de ſuccès de la
main; mais la peau de la main de ces
garçons eſt toujours enduite de la pomade dont ils ſe ſervent pour mettre
ſur les cheveux & les Perruques; en
outre, il s'attache toujours ſur cette
pomade, de la poudre qui vole continuellement & qui ſe loge dans les plis
de la peau; ce qui forme une compo-
ſition naturelle propre à pouvoir ſervir
de cuir; quoique cette eſpece de cuir
ſoit meilleure qu'un autre acheté au
haſard, & fait avec des poudres mal
broyées, il n'eſt pas probable qu'il
puiſſe égaler un cuir fait avec attention, & comme nous l'avons enſei-
gné ci-devant. Il eſt vrai que les garçons Perruquiers pour réparer le défaut
de bon cuir, repaſſent ſouvent leurs
raſoirs ſur la pierre de la boutique,
mais auſſi c'eſt aux dépens du raſoir,

car il s'ufe bien plus vîte par le fré-
quent ufage de la pierre ; ainfi l'épar-
gne d'un bon cuir devient onéreufe ,
même à un garçon Perruquier ; de-là
il eft à juger fi un bourgeois peut aifément s'en paffer ; le bon cuir eft l'ame
du bon rafoir.

Veut-on fe convaincre foi-même de
la néceffité d'un bon cuir ? Qu'on
prenne un rafoir & que l'on le laffe
à force de rafer tant que fa qualité le
permettra, en fe fervant d'un cuir à
chaque barbe , & continuer de s'en
rafer jufqu'à ce qu'il refufe totalement
le fervice ; & que l'on prenne enfuite
un bon cuir neuf, pour y repaffer fept
à huit coups de chaque côté , & l'on
trouvera fon tranchant auffi vif à la
coupe, que s'il fortoit d'être paffé
fur la pierre, & même encore mieux ;
car la coupe eft plus douce & plus réguliere, fur-tout fi le cuir eft bon : &

ce tranchant fera non-feulement bon pour une barbe, mais pour fept ou huit, & autant que la bonté de l'acier le permettra. La raifon de cette expérience eft que quelque fine que foit la potée que l'on emploie à faire un cuir, il y a toujours des grains (9) & fuffifamment gros pour faire des dents au tranchant du rafoir, ufées par le frottement du cuir, qui, en vieilliffant, s'ufe & perd fa qualité; c'eft pourquoi un cuir neuf renouvelle le bon tranchant du rafoir, le fait couper parfaitement & comme il couvient.

Il n'y a point à douter que le cuir ne vieilliffe aifément par le fervice réitéré; une lame d'acier telle que le ra-

---

[9] Le microfcope, en groffiffan tles objets, fait voir des grains dans leurs formes naturelles, & on y diftingue des faces planes & des angles aigus.

foir qu'on applique fouvent fur un cuir avec fermeté, broie la potée (dejà fine) continuellement, & la rend, à la fin, incapable de faire la moindre impreffion fur l'acier : les furfaces ai- guës ne réfiftent plus, parce qu'elles font ufées ; par conféquent le cuir eft vieux & n'a plus de vertu pour polir avec avantage.

Bien des perfonnes font une remar- que fans en approfondir la caufe ; ils fe rafent avec le même rafoir, jufqu'à ce qu'il refufe le fervice ; alors ils le laiffent repofer l'efpace d'un mois ou fix femaines, le reprennent enfuite, le repaffent fur le cuir & fur la main, & le trouvent en état de fervir.

Cette remarque paroît finguliere, mais elle eft au contraire très-naturele ; en voici la raifon : on ne peut s'empê- cher de convenir que la rouille opere fur l'acier, avant que fon impreffion

foit

foit en quelque forte visible à nos yeux ; cette vérité eft inconteftable. Partant donc de ce principe, il eft à remarquer que le rafoir eft toujours dans l'eau, tant qu'il rafe, & que telle précaution que l'on prenne pour l'effuyer, après que l'acier a été mouillé, il refte toujours quelques particules d'eau fur ce métal, qui fe placent dans les pores de l'acier, en rongent la fuperficie, anticipent fur l'arrondiffement du tranchant. Dans cet état de rouille, un rafoir fe repofe un mois, plus ou moins ; on le reprend enfuite pour le paffer fur le cuir, en trois ou quatre coups ces grains de rouille tombent, & le tranchant fe trouve plus aminci ; en donnant en-core cinq ou fix coups, le tranchant fe forme, reprend fa vivacité, & eft en état de bien rafer.

Quand on a repaffé un rafoir fur la

pierre, le biſeau du tranchant eſt bien
poli, on n'y apperçoit rien, pourvu
que l'acier ſoit bien net, point pail-
leux, ni picqueté, ni filandreux; mais
lorſqu'il a raſé pluſieurs fois, & qu'il
s'eſt repoſé douze ou quinze jours, on
voit, ſous la lentille du microſcope,
ce biſeau tout picqueté & tacheté de
rouge; ce qui prouve que la rouille
opere ſur l'acier bien plutôt qu'elle
n'eſt viſible aux yeux.

On peut juger d'après cela, combien un bon cuir eſt précieux, ſur-tout
aux perſonnes qui paſſent quelque
tems à la campagne, & qui, par conſéquent, ne ſont pas toujours à la
proximité des Couteliers pour repaſſer
leurs inſtrumens ſur la meule ou ſur
la pierre; car il y a beaucoup d'endroits qui en ſont privés, & dont ces
ouvriers ſont éloignés de dix à douze
lieues. Cependant il faut remarquer

que de tous les Arts & Métiers, il
n'en est pas un qui soit plus utile à la
société & plus précieux à l'humanité
que l'art du Coutelier; partout l'on
travaille les fruits de la terre, partout
l'on s'habille, partout l'on écrit, par-
tout l'on devient malade, l'on saigne
dans tous les climats. Si la Chirurgie
rend de si grands services au genre
humain, c'est au tranchant à qui elle
est redevable de ses succès, & par
conséquent à l'art du Coutelier; enfin
le tranchant est, sans contredit, le
roi des instrumens & des outils, parce
qu'à tous égards il est indispensable.

CHAPITRE IV.

De la nature du Poil, de sa naissance, quelle est sa forme dans sa racine & dans son corps, & de la cause de la sensibilité dans l'opération de la Pogonotomie.

LES filamens saillans & semés sur toute la surface de notre corps, ont différens noms, selon les places qu'ils occupent, comme cheveux, sourcils, cils, moustaches, barbes & poils; leur nature à tous est la même, ils ne sont à distinguer que par la force seulement, car la racine des uns & des autres n'est point différente; tous prennent naissance dans le tissu cellulaire, corps graisseux qui contient une humeur onctueuse, dont la bulbe ou

la racine eſt arroſée continuellement,
& tire la ſubſtance néceſſaire pour
croître.

Les poils & les cheveux ſont tous
creux comme des tuyaux de pipes,
depuis leurs racines juſqu'à leurs extrémités ; de ſorte que le ſuc ſpiritueux
du tiſſu cellulaire, ſe filtre continuellement dans toute leur étendue.

Cependant ce creux, dans le poil,
n'eſt point vuide de matiere ; toute
cette cavité eſt remplie d'un ſuc moelleux. Quelques Anatomiſtes ſont par-
tagés ſur cet objet : les uns prétendent
qu'un arroſement continuel dans ſon
oignon, ſuffit pour opérer la croiſſance
& donner de la nourriture au poil,
ſans penſer que la liqueur doive ou
puiſſe parcourir toute la longueur du
tuyau.

Il eſt cependant probable que la
ſubſtance contenue dans le tiſſu cellu-

laire préside à la croissance des poils ; dont elle est en même tems la vraie nourriture, puisque ce suc spiritueux l'arrose continuellement, en circulant dans toute la longueur de la cavité, par un méchanisme semblable à celui du sang qui circule dans les artères & dans les veines.

Cherchant à me convaincre de la cavité réelle des poils, en l'examinant au microscope, je conçus l'idée d'amincir un fil d'acier jusqu'à l'extrême finesse possible, de la longueur de deux ou trois lignes, pour essayer d'enfiler un poil de la barbe, soit à l'œil simple, ou à l'aide du microscope, mais je n'ai jamias pu y parvenir.

Cependant cette premiere expérience ne me rebuta point, parce que la pointe de mon stilet rencontroit plusieurs fois le trou du tuyau ; mais la finesse de mon aiguille n'étant pas conforme au calibre du poil ; celui-ci fléchissoit au moindre effort que je faisois pour l'enfiler : je me déterminai enfin à continuer mon expérience sur un poil ou crin de porc, avec la loupe seulement ; je n'eus pas plutôt présenté l'instrument au bout du crin, qu'il entra d'une ligne dans le creux ; je forçai le passage, & le crin s'ouvrit en deux. Je l'examinai à la loupe, & je vis très-distinctement une goutiere creusée bien également sur chaque côté du crin. Je réussis de même dans mon expérience sur les crins de cheval & de bœuf.

M'objecteroit-on que les crins des animaux sont à tous égards différens des poils & des cheveux humains ? Je ne le crois point : les uns & les autres prennent naissance dans le tissu cellulaire & s'ouvrent un passage à travers les pores de la peau, pour couvrir toute la surface ; car il eſt certain que tous les êtres terreſtres en ſont formés ; on les diſtingue tous au microſcope : au pou, à la puce, les jambes mêmes de ces inſectes en ſont couvertes.

Quant à la moelle qui occupe la cavité du poil, elle eſt trop viſible pour oſer la révoquer en doute ; voyez la figure X de la ſeconde Planche : c'eſt un poil de barbe exactement deſſiné au microſcope ; la moelle eſt dirigée en chevron briſé, de telle ſorte que la pointe du chevron fait face à l'extrêmité ſupérieure du poil : ce chevron ſe voit mieux à un poil préparé pour faire une perruque, avant qu'il ait été pomadé, parce qu'il eſt lavé dans pluſieurs eaux & ſéché au four, par conſéquent la moelle eſt deſſéchée, & le poil beaucoup plus tranſparent.

Preſque tous les Anatomiſtes con-
viennent

viennent que le fiége de la fenfibilité réfide dans le genre nerveux : il n'eft point de mon reffort de le difcuter , fi on le lui attribue exclufivement à toute autre partie qui compofe notre machine ou économie animale ; nous en avons fuffifamment à la barbe , pour nous faire fouffrir pendant l'opé- ration de la Pogonotomie ; la cinquie- me paire de nerfs , qui partent de la moelle allongée , & dont les rameaux ferpentent le long des levres , des joues , & la mouftache , fuffifent pour aiguillonner la fenfibilité : examinons un peu ce jeu.

Quand on s'arrache une poil avec les doigts ou avec une pince , l'on voit fa racine droite & graiffeufe com- me fi on avoit trempé ce poil dans un beurre gluant & à demi fondu ; mais que l'on ne penfe pas qu'après avoir arraché un poil , il foit vraiment

G

arraché : dans la diſſection l'on voit le contraire, parce que la racine n'eſt pas directement droite, elle eſt latérale aux uns, horiſontale aux autres. De plus, l'extrémité interne de la racine forme un petit crochet, qui empêche que le poil s'arrache entierement, il ſe caſſe dans ſon oignon, & le crochet intérieur, qui eſt la vraie racine, reſte à ſa place.

Il faut conclure, pour la cauſe de la ſenſibilité, que ce crochet interne s'oppoſe à l'arrachement total du cheveu, pique le tiſſu cellulaire, occaſionne un tiraillement aux rameaux de la cinquieme paire de nerfs, & fait ſouffrir plus ou moins, ſelon la force des poils qui réſiſtent le plus à l'arrachement ou à la coupe. Ainſi quand un raſoir ne coupe pas bien vivement, il fait ſouffrir autant que ſi on arrachoit la barbe avec violence.

(75)

Le méchanisme de la racine interne de poils, tel que je le dépeins fidelement, d'après les observations faites sur le cadavre, doit bien faire convenir de leur tort, ceux qui, pour s'épargner la peine de se raser, se font une habitude de s'arracher les poils : ils sont bien trompés, lorsqu'au bout de dix années d'un exercice piquant & douloureux, ils ne sont pas plus avancés que le premier jour, parce que le poil se casse au lieu de s'arracher.

Quand on déracine un arbre avec trop de violence, quelque brins de la racine restent en terre, & végetent de nouveau : il en est de même des poils ; il suffit que la plus petite partie intérieure du crochet reste dans la place plantée dans le tissu graisseux, pour faire croître sans cesse le poil, parce que c'est sa vraie racine.

G ij

CHAPITRE V.

De l'usage & de la nécessité de laver & savonner la Barbe avant de la couper ; avantages qui en résultent, & de la maniere de se bien savonner.

LA méthode de laver & savonner la barbe avant de la couper est certainement aussi ancienne que l'usage de la couper ; car l'expérience nous apprend que quand nous voulons nous raser à sec, le poil est si dur qu'il se fait sentir, pour ainsi dire, autant que si l'on arrachoit plusieurs poils à la fois ; la figure 5 de la seconde Planche, représente un poil de barbe coupé à sec & dessiné au microscope : voyez le bout b coupé en chanfrein ; il représente un morceau de bois coupé d'un coup de hache ; c'eſt cependent un poil qui n'étant pas humecté, fléchit à l'approche du tranchant du raſoir, & s'eſt coupé tel qu'il eſt repréſenté en chanfrein ou obliquement, au lieu d'être coupé net.

La méthode de ſe laver ne doit point être négligée ; pour cet effet, on doit faire uſage d'eau chaude, ou pour le moins, tiede autant qu'on peut la ſupporter, à tout âge ou à tel degré que ſoit la barbe. Puiſqu'elle eſt ſi ſenſible à ſec, & qu'elle l'eſt beaucoup moins lorſqu'elle eſt lavée, plus elle ſera humectée, moins on éprouvera de ſenſations douloureuſes ; il faut remarquer que l'eau chaude humecte davantage que l'eau froide.

Ce n'eſt pas la quantité de ſavon ou de ſavonette, qui ſoit néceſſaire pour bien laver la barbe. J'ai vu des perſonnes qui ſe frottent tellement fort que le favonage formoit une gomme fur leur vifage, ce qui ne vaut abfolument rien; trois ou quatre coups de favonette appliqués légerement, valent beaucoup mieux pour bien humecter la barbe. Après l'avoir ainfi lavée, mettez la favonette dans le baffin, lavez-vous avec la main, frottez légerement & bien vivement, en roulant pour faire le plus de mouffe qu'il fera poffible; reprenez enfuite la favonette pour donner deux ou trois petits coups : enfin répétez trois ou quatre fois cette opération, & même plus, fi la barbe eft forte.

La légereté & la vivacité de la main fait mouffer l'eau, & la réduit en écume, propre à dilater les pores du poil; l'efprit huileux pénetre juf-qu'à fon intérieur moelleux, l'atten-drit, l'amollit, & le prépare enfin à recevoir le tranchant du rafoir, à ne lui pas tant réfifter , & à céder à fa vivacité aiguë.

Il ne faut point croire que l'action de fe laver foit de quelque utilité à la chair ou à la peau;bien au contraire,car il eft certain que la chair eft plus fenfible lorfqu'elle eft humide, que quand elle eft feche. C'eft par cette raifon que la tranfpiration & la fueur dans l'été, attendrit fi fort la peau, qu'en l'effuyant un peu brufquement, on s'occafionne des cuiffons infupportables, & que fouvent même on s'écorche. De là vient que beaucoup de perfonnes, après s'être fait la barbe, fentent un feu au vifage qui occafionne des cuiffons ; il eft à préfumer que ce perfonnes ont des peaux fines qui s'attendriffent trop facilement dans l'action de fe laver ; il faut que le tranchant foit extrêmement doux pour ne pas leur occafionner des fenfations douloureufes.

Plusieurs perfonnes m'ayant con-
fulté fur la meilleure façon de fe laver, je les ai engagées à faire ufage de
l'effence de favon; & elles s'en font
bien trouvées : par la raifon que cette
effence eft tout d'un coup convertie en
écume, & que l'on n'a pas la peine
de frotter fi fort, ni fi longtems, &
empêche que la peau ne s'attendriffe
fi fort, & ne la rende auffi fenfible à
l'action du rafoir.

Cette effence de favon a auffi un
autre avantage pour les perfonnes qui
ont un fang échauffé, & qui ne peuvent point fouffrir l'eau chaude fur le
vifage, même en tout tems : ordinairement ces hommes ont le poil rude;
l'effence de favon leur étant d'un grand
fecours, doit être préférée au favon &
à la favonnette.

Cependant il faut convenir que
cette effence n'écume pas fuffifamment

à l'eau froide; mais j'ai trouvé un moyen infaillible d'obvier à cet inconvénient : prenez un demi - verre d'eau chaude, sans être bouillante, jettez dedans huit ou dix gouttes de bonne essence, battez le tout ensemble avec la main, & versez doucement un peu d'eau froide dans cette écume, toujours en battant, jusqu'à ce que vous sentiez la tiédeur ou la fraîcheur au degré que vous souhaitez.

CHAPITRE VI.

Maniere d'apprendre à se raser, selon la méthode ordinaire.

POUR se raser avec avantage, il faut avoir d'abord préparé sur le cuir, deux rasoirs & les tenir prêts, afin que si le premier n'alloit pas bien, le second put y suppléer aussitôt, parce qu'il faut de la diligence pour profiter du savonnage, & particulierement de l'écume, à laquelle il ne faut pas laisser le tems de se sécher sur le visage ; mais supposons maintenant que l'on soit bien lavé, & que le rasoir soit en état.

Il faut absolument empoigner le rasoir de la maniere démontrée par la figure 4 de la seconde Planche, renversant la lame en arriere, appliquant le pouce fur le talon o , trois doigts en deſſous : il faut que le doigt du milieu P ſoit placé fur le clou , & le petit doigt M en deſſous : c'eſt la vraie poſition pour tenir le raſoir fermement , & ne pas être en riſque de ſe bleſſer.

En ſecond lieu , il eſt très-néceſſaire de bien tendre la peau de l'endroit qu'on veut raſer , il faut auſſi chercher ſoi-même les poſitions des doigts les plus avantageuſes ; car , outre les regles que je preſcris , il eſt bon de s'étudier ſoi-même & prendre les poſitions qui paroiſſent les plus commodes , & qui s'accordent le mieux à ſa propre adreſſe.

En troiſieme lieu , pour avoir la main légere & déliée , il faut tenir le bras ſuſpendu & comme à demi-mort , afin que tout le mouvement parte du poignet.

Il faut enfin tenir le rasoir de la main droite, comme on l'a dit ci-devant, & porter la main gauche au côté droit du visage, embrassant toute la tête, & appliquant les quatre doigts, ou trois, ou deux, ou même un seul sur la lettre A figure 3 de la seconde Planche ; posez le rasoir légerement au dessous des doits, de façon que le tranchant seul porte sur la peau, & que le dos en soit distant d'environ deux lignes ; donnez le premier coup en fauchant, & descendez en plusieurs reprises jusqu'à c ; il faut aussi avoir soin d'essuyer le rasoir après deux ou trois coups, c'est-à-dire, lorsqu'il est sale.

Il faut remarquer qu'à mesure que l'on descend le rasoir pour raser plus bas, il faut aussi descendre les doigts, parce que plus le point de tension est proche du tranchant du rasoir, moins on eſt en riſque de ſe couper , moins on ſouffre , & plus on ſe raſe de près.

Ayant raſé depuis A juſqu'à C , on porte les doigts ſur R , & l'on fauche juſqu'à Y : cette joue étant finie , il faut paſſer à l'autre qui eſt la gauche.

Si l'on veut ſe ſervir des deux mains , il faut prendre le raſoir de la main gauche , & faire le point de tenſion avec la droite , & ſuivre exactement les indications précédentes , en donnant à la gauche l'office de la droite.

Mais comme l'embidextérité n'eſt pas fort commune , (ſur-tout avec les commençans) , continuons d'expliquer la maniere de ſe raſer de la main droite ſeulement.

Portez la main gauche ſur H , tenant de la main droite le raſoir poſé deſſous , & traînez le coup en tranchant juſqu'à B , avancez les doigts ſur Q , & traînez le coup juſqu'à I.

L'endroit le plus difficile à rafer,
eft la mouftache ; or pour vous en bien
acquitter, prenez le bout du nez avec
deux doigts pour le relever en enhaut
le plus qu'il fera poffible, & en même
tems aidez-vous de l'action naturelle
des mufcles pour tendre la peau, &
allonger la levre fupérieure ; dans
cette pofition, appliquez le tranchant
du rafoir au bas des narines F pour
faciliter le tour, qu'on peut appeller
le coup de maître ; il faut que le dos
du rafoir porte un peu fur le nez,
mais très-légerement, pour s'en fervir
comme d'un petit point d'appui ou
d'un point de guide ; alors d'un léger
tour de poignet, defcendez jufqu'à la
bouche, c'eft à-dire, jufqu'à-la levre
fupérieure ; le milieu de cette levre
étant rafé, penchez un peu le nez fur
le côté gauche, & placez le rafoir horizontalement fur G, fauchez jufqu'au

coin de la bouche, obfervant de bien tendre la peau : pour faciliter ce point de tenfion, ouvrez la bouche à mefure que le rafoir defcend : ce fecours eft très-néceffaire, fur-tout pour les coins de la bouche qui fe rafent auffitôt après la mouftache.

Ce côté droit rafé, paffez au côté gauche en renverfant un peu le nez fur la droite ; pofez le rafoir horizontale-ment fur X, & fauchez toute la mouf-tache & tout le coin de la bouche. Pour bien rafer le bout du menton (qui eft fort difficile) il faut appliquer la main gauche fur la joue gauche & fous le coin de l'oreille B, bien tendre la peau, approcher le tranchant près des doigts, & traîner jufqu'à I en fau-chant : de-là quittez le point de ten-fion B pour le placer en I, & faucher jufqu'au bout du menton E, & même anticiper au de-là. Lorfque l'on craint de fe couper, au lieu de ne mettre que deux tems de B en E, il faut en mettre trois ou quatre; parce qu'il eſt eſſentiel que le point de tenſion ſoit fort proche du tranchant du raſoir; ſinon l'on ſe couperoit facilement.

Tout le côté gauche étant raſé, paſſez au côté droit en vous ſervant toujours de la main droite; appliquez la main gauche ſur la joue droite, les doigts ſur C, & fauchez juſqu'à Y; rapprochez les doigts en Y & traînez juſqu'à E; enfin finiſſez le tour de la mâchoire inférieure, en faiſant attention de vous ſervir de la pointe du raſoir pour le bout du menton, afin d'éviter de ſe couper à la levre inférieure, ce qui eſt infaillible ſur-tout quand la pointe du raſoir n'eſt pas arrondie; venons actuellement au col.

Appliquez la main gauche ſur le menton E, ayant le tranchant du ra-

ſoir

foir pofé deſſous ; hauſſez un peu la
tête pour tendre le col, & fauchez à
plufieurs reprifes jufqu'au bas N : ce
milieu fait, avancez les doigts Y, &
rafez tout le deſſous ; enfuite portez
les doigts fur C pour achever le côté
droit du col : paſſez enfuite la main
gache de l'autre côté fur I, le tranchant toujours pofé deſſous, & fauchez jufqu'à N ; de-là portez les doigts
fur B, & finiſſez tout le tour du col:
enfin, portez la main fur le menton
E, & à revers de main, pofez le rafoir, le tranchant en haut, audeſſus
du doigt, & rafez le tour de la levre
inférieure.

Quelque bon que foit le rafoir, il
ne coupe jamais bien également tout
le poil, il en refte toujours de deux
fortes à couper ; les uns font des efpeces de poils folets, qui par leur foi-
bleſſe plient à l'approche du rafoir,

H

& ne fe coupent pas; les autres font des poils qui, quoique forts, ne fe coupent pas nettement, parce qu'ils fant placés à contre fens, c'eft-à-dire, qu'ils ne font pas droits, mais couchés fur la peau, comme je le démontre par la figure, fur les joues entre les lettres A C & H B, & fur le trou du menton où l'on peut examiner que les poils fe croifent, & qu'ils font dirigés de tout fens, de maniere qu'il eft prefque impoffible que le rafoir puiffe les couper tous également fans changer la direction du rafoir.

Pour obvier à cet inconvénient, il faut abfolument préfenter la face du tranchant à contre fens du poil, ce que l'on appelle à contre-poil; finon le poil fe coupe obliquement, comme on peut le voir par la figure I de la feconde Planche au bout b [10].

---

[10] Pour me former une regle d'après

Lorsqu'on s'est rasé au premier poil , &
qu'il en reste un grand nombre coupés
de cette façon , il est indispensable
pour être bien rasé , de le faire à contre poil.

Pour cette seconde opération , il
faut prendre le bassin , se donner un
léger coup de savonnette; si l'écume
n'est pas fondue , elle suffit toute seule.

Portant perruque , il faut se laver
le front, pour en raser le tour. Afin
d'y réussir facilement , appliquez la
main sur le front pour tendre la peau,
posez le rasoir audessus des doigts, &
à revers de main , raser tout le tour du
front.

Pour raser les faces près des oreilles

----

l'expérience , je fis sécher une quantité de
poils de barbe; les examinant ensuite au
microscope , j'en distinguai la sixieme partie
qui étoient coupés de cette façon.

H ij

appliquez le doigt pour le point de tenſion ſur la tempe, & avec la pointe poſée ſous les doigts, deſcendez juſqu'à C, en deux ou trois repriſes ou même plus, pourvu que vous deſcendiez le point de tenſion. Le côté droit raſé, il faut paſſer au côté gache, & ſuivre les poſitions de la droite. Il reſte à raſer la barbe à contre-poil; il faut toujours commencer par la mouſtache.

Pincez la joue avec deux doigts, portez la pointe du raſoir tout auprès, & fauchez légerement dans cette poſition ſur le tour de la mouſtache: de-là portez les doigts ſur B, appliquez le raſoir audeſſus, & donnez le coup en fauchant juſqu'à H; portez enſuite le point de tenſion ſur I, montez juſqu'à Q X, & deſcendez en A, d'Y juſqu'à R & G, toujours portant le raſoir de bas en haut: faites-en de même pour le col; appliquez la main gauche fur N, & portez le tranchant du rafoir audeſſus; donnez un léger tour de poignet pour ſuivre le tour du col & toute la cavité cylindrique; fauchez à revers de main juſqu'au menton, ou E; faites de même pour tout le tour de la droite & de la gauche, principalement que le point de tenſion ne quitté jamais la ligne directe de N pour monter adroitement juſqu'à B, I, E, Y, C, & l'on ne peut manquer d'être bien raſé.

Malgré l'exactitude avec laquelle j'ai tâché de donner la méthode de ſe raſer, il y a cependant bien des circonſtances que l'on ne peut pas indiquer dans une marche générale. Pour être donc utile à tout le monde, je vais ajouter certaines remarques particulierés qui en faciliteront l'intelligence.

1°. Il est d'une nécessité indispensable de bien tendre la peau en tel endroit du visage qu'on veuille raser.

2°. Il faut absolument, pour éviter de se couper, que le tranchant du rasoir soit posé près du point de tension.

3°. Si je me sers du terme *faucher*, c'est qu'il exprime mieux la nature de l'action de se raser; en fauchant, le tranchant coupe plus net & plus doux; mais pour faucher il ne faut point que le rasoir reste dans une même direction; au contraire, il faut le faire travailler dans toute la longueur de son tranchant, en le posant par le bas, près la marque, qui est le talon, incliner toujours un peu la main, & traîner le coup le long du tranchant, de telle sorte qu'il finisse à la pointe. Mais pour éviter de couper quelque bouton, il faut appliquer la pointe auprès du bouton, & traîner le coup pour finir au talon du rasoir, au lieu d'appliquer le bas du rasoir pour finir à la pointe.

Il n'est pas toujours commode, ni même possible, de faucher de toute la longueur du tranchant : alors il faut faire avec la pointe du rasoir, le tour des boutons en cherchant la position des doigts la plus commode ; & il faut même, dans ce cas, ne donner que des coups bien légers.

4ᵉ. La tension des doigt ne suffit pas toujours quand on a des trous, des rides ou des cicatrices au visage ; il faut alors repousser avec la langue les joues par dedans la bouche, afin de faire faire une saillie suffisante au trou, pour en raser facilement la place. En d'autres circonstances, il faut pincer la peau avec deux doigts, pour en faire l'élévation, principalement aux rides & cicatrices.

5°. Lorsqu'on se regarde au miroir, & que l'on voit ou que l'on sent sous les doigts quelques poils qui ne sont point coupés, ce sont, comme nous l'avons déjà remarqué, des especes de poils folets ou des poils qui se croisent, & qui ont résisté au tranchant en fauchant de haut en bas, & de bas en haut; alors il faut en chercher le sens, & les raser honrizontalement, ou latéralement, ou enfin verticalement; c'est ainsi que le poil cede à l'adresse de la main, & se rase de près.

6°. Il est essentiel d'étudier le point & le degré de sa barbe, & essaier avec le rasoir, de quel sens le poil se coupe le plus facilement, & avec moins de tiraillement; car il n'y a gueres de personnes qui ne soient pas sensibles dans certains endroits du visage plus qu'en d'autres; les uns le sont à la moustache, les autres au col,

ceux-là

ceux-là aux tempes, ceux-ci enfin en d'autres endroits; les uns endurent un tiraillement, d'autres une espece de chatouillement insupportable & toujours suivi de cuissons. Mais le seul moyen de s'épargner de la douleur, est de chercher la plus avantageuse direction du tranchant, soit de bas en haut, soit de haut en bas, horizontalement ou latéralement. Enfin il ne faut qu'un peu de patience dans les commencemens, pour être en peu de tems, aussi expérimenté que les maîtres. Les recherches faites avec soin & constance, ont toujours le succès pour récompense.

CHAPITRE VII.

Méthode pour apprendre à se raser avec le rasoir à rabot; autre méthode pour s'essayer sur une tête à perruque.

Comme plusieurs personnes se servent du rasoir à rabot, non-seulement pour apprendre à se raser, mais encore pour l'ordinaire; & que celui-ci diffère du rasoir ordinaire, à cause de l'application & adaption du rabot à sa lame; je crois très à propos d'en faire ici une description exacte, & d'enseigner la meilleure façon de le mettre en usage, & le moyen de s'en servir avec dextérité.

La figure 10 de la premiere Planche, représente le bois prêt à recevoir la lame. Prenez donc les bois de la main droite, [10] ayez le pouce appuyé sur Y, & deux ou trois doigts dessous, en prenant garde, toute fois, de ne pas avancer le pouce plus avant que le tranchant du rasoir, mais au contraire un peu plus en arriere, afin de ne point se blesser.

Pour se raser, il faut empoigner le rasoir par le milieu, de sorte que le clou qui joint la lame à son manche, se trouve placé sur le doigt du milieu : tenez avec l'annulaire & le petit doigt le manche ou la châsse ; appuyez le pouce sur le talon de la lame, posant

---

[10] J'ai préféré de faire la description de la main gauche, parce que c'est celle dont on se sert le moins, & qui se trouve par-là moins aisée à faire agir. D'ailleurs pour se servir de cet instrument de toute main, il n'y a qu'à changer la position de la main gauche à la droite.

l'index parallele deſſous ; dans cette poſition, faites couler la lame du raſoir en ligne directe juſqu'au bout, afin que la goupille Q, qui traverſe le bois de rabot, entre dans l'échancrure R de la pointe du raſoir, & que le crochet U du talon, accroche le bout du bois O.

La figure 13 repréſente le raſoir tout monté & dans la ſituation propre à s'en raſer. Cette eſpece de châſſe lui fait donner le nom de raſoir à rabot par connection avec le rabot du Menuiſier. La maniere de s'en ſervir eſt, à tous égards, la même que celle du raſoir ordinaire, expliquée dans le Chapitre précédent : il faut auſſi tendre la peau & faucher, comme nous l'avons dit ci deſſus pour les raſoirs ordinaires. Cependant la barbe coupée, c'eſt à-dire, les poils & l'écume qui forment une craſſe, ſe logent natu-

rellement entre la lame du rafoir &
le bois; mais une goutiere pratiquée
fur le bois de rabot, comme on le voit
à la figure g sss, diminue de beaucoup cet inconvénient, parce qu'il
facilite la craffe à s'y loger à l'aife, &
la laiffe fortir librement; pour cet
effet, il ne faut que préfenter le tranchant du rafoir en bas, & faire un
mouvement comme pour donner un
coup de fouet, ce qui chaffe aifément
toute la craffe; après cela on effuie
l'extérieur du rabot fur le frottoir ou
torchon, de même que pour le rafoir
ordinaire; par ce moyen facile, on
n'eft pas obligé de retirer la châffe de
la lame à chaque coup pour l'effuyer;
il fuffit de ne pas manquer de le faire
à la fin de la barbe, parce qu'en fé-
chant, la craffe devient plus épaiffe,
& coule moins facilement; & en outre par rapport à la propreté du bois,

I iij

& pour éviter la rouille qui se formeroit au rasoir.

La tension de la peau n'a pas besoin
d'être aussi réguliere avec le rasoir à
rabot qu'avec le rasoir ordinaire,
parce que toutes les faces du bois du
rabot sont arrondies de façon qu'en
appliquant le rasoir sur le visage, la
partie du rabot I faisant un dos d'âne
applati, tend la peau par elle-même,
& facilite beaucoup l'action du tranchant; le rasoir coupe même plus
doux, parce que le point de tension
n'abandonne pas d'un instant le tranchant.

Avec cet instrument, une personne
qui n'auroit qu'un bras, pourroit se
raser aisément, en s'aidant simplement (comme nous l'avons dit précé-
demment) de la faculté qu'ont les
muscles & les tendons, pour pouvoir
roidir les joues, allonger la levre su-

péricure pour la mouſtache, ouvrir la bouche pour en raſer les coins, lever la tête pour tendre le col, &c. avec ces attentions on ſe raſe bien avec une ſeule main. Je crois que cet avantage eſt d'une conſéquence aſſez grande dans la ſociété pour faire recevoir favorable-ment cet inſtrument.

Il eſt très-difficile de ſe raſer toute la tête ſoi-même avec un raſoir ordi-naire, ſur-tout le derriere des oreilles & le chignon; mais avec le raſoir à rabot l'on fait cette opération très-aiſément, ainſi que tout le tour de la tête ſans riſquer de ſe bleſſer; d'ail-leurs, la facilité de s'aider des deux mains en changeant de bois [11], ne

─────────────

[11] Chaque raſoir eſt ajuſté ſur deux rabots, l'un pour la main gauche, & l'au-tre pour la droite, & chaque rabot ſe joint par le même méchaniſme.

laisse rien à desirer à l'avantage de
pouvoir raser tout le corps entiere-
meut.

Pour se raser la tête avec succès &
dextérité, soit avec le rasoir à rabot,
soit avec le rasoir ordinaire, il faut
que les cheveux soient coupés le plus
près possible, & ensuite laver & savonner la tête comme il est prescrit
pour la barbe.

Alors, prenez le rasoir d'une main,
ayant l'autre appliquée sur le front,

Dans le commencement de ces rasoirs,
je faisois les bois de rabot avec du bois rose,
& la châsse du même bois; mais sa couleur est salissante & se crasse beaucoup dans
l'opération; j'ai donc pris le parti de faire
ces bois de rabot en ébene la moins po-
reuse, la plus ferme & la plus noire, qui
est l'ébene maurite, ce qui est beaucoup plus
propre. J'en fais même actuellement en
écaille.

& le tranchant posé près des doigts ;
& fauchez de devant en arriere tout le
tour du front, des tempes, & près des
oreilles ; à mesure qu'une place est
rasée, avancez le point de tension sur
l'endroit rasé, afin qu'il suive toujours
de près le tranchant du rasoir, sinon
l'on se couperoit à tout moment, non
pas avec un rasoir à rabot, mais avec
un rasoir ordinaire.

Il ne faut point négliger de chercher soi-même les positions de la main,
& les différentes situations de la tête
qui s'accordent le mieux à l'adresse
naturelle, parce qu'il est essentiel de
se raser avec liberté & sans se gêner ;
il faut sur tout avoir attention que
tout le mouvement provienne du poignet.

Lorsque la partie du front est rasée (je suppose le rasoir à la main
droite) rasez le derriere de l'oreille

droite ; & pour y parvenir, portez la main gauche fur l'oreille, couchez-là fur le devant, appliquez votre rafoir perpendiculairement derriere, & fauchez de devant en arriere, tant que votre coup pourra s'étendre à plufieurs reprifes.

Pour le côté gauche, prenez le rafoir de l'autre main, fervez-vous de la main droite pour coucher l'oreille gauche, & fuivez exactement ce qui eft prefcrit ci-deffus pour la droite ; celle-ci doit finir l'opération, c'eft à-dire, rafer le chignon. A cet effet, portez la main droite derriere la tête, le rafoir audeffous, toujours pofé bien près des doigts, baiffez un peu la tête en devant, & vous raferez auffi bas que vous voudrez.

Si l'on veut, enfin, apprendre à fe rafer foi-même, indifféremment avec toutes fortes de rafoirs, fans rifquer de se blesser, prenez une tête à perruque, soit de bois, de cuir ou de carton ; poudrez en le visage avec une houpe, de telle sorte que la moitié en soit bien poudrée, c'est-à-dire les joues, la moustache, la barbe & le col ; placez ensuite cette tête poudrée devant un miroir, à telle distance & hauteur que vous puissiez voir toute sa figure. Mettez vous derriere : prenez votre rasoir de la maniere démontrée par la figure 3 de la seconde planche, & rappellez-vous tout ce qui est prescrit dans la méthode de se raser soi-même, Chapitre VI. Alors observez sur cette tête, comme si c'étoit votre visage, toutes les positions des mains, les points de tension & les coups de rasoir ; appliquez-vous ensuite à enlever bien légerement la poudre de cette tête sans l'écorcher, soit qu'elle soit de bois ou de carton ; fixez toujours bien la place que vous rafez, effuyez votre rafoir comme fi la poudre que vous enlevez étoit la craffe de la barbe, pour accoutumer la main à tous les différens mouvemens. Cet exercice répété dix à douze fois, & quelque maladroit que l'on puiffe être, il eft certain qu'on parviendra aifément à fe former la main pour fe rafer avec dextérité, & fans rifquer de fe bala-frer le vifage.

Il feroit bien plus raifonnable & charitable pour les pauvres ou les mauvais payeurs, que les Barbiers don-naffent ces principes à leurs apprentis, & les fiffent exercer durant trois ou quatre mois fur des têtes à perru-que, avant d'expofer le vifage d'un humain à la main tremblante d'un apprenti, & à la vivacité d'un tranchant qui ne refpecte rien, s'il n'eft conduit par un main fage & fûre, qui puiffe le diriger.

CHAPITRE VIII.

*Des Pierres propres à affiler toutes
sortes de tranchans ; le propre de
chaque espece, & la différence des
bonnes & des mauvaises.*

Nous ne connoissons que cinq
sortes de pierres propres à l'affilage de
tout instrument & outils tranchans;
il est très-nécessaire de connoître ces
pie res, & de savoir distinguer la propriété de chacune, parce que les meilleurs tranchans, instrumens ou outils,
ne sont point en état d'opérer longtems sans être repassés, parce qu'étant
destinés à trancher, hacher, couper
ou faucher, ils se gâtent par le frottement plus ou moins fort, occasionné
par leur action. Si l'instrument est bon,

le fervice en eft plus long , il eft vrai ;
mais l'arrondiflement de fa furface
aiguë ne fe fait pas moins. Si l'inftrument eft mauvais, c'eft-à-dire, s'il eft
trempé trop chaud , il s'ébreche aifément; s'il eft, au contraire, trempé
trop bas , il fe plie ou fe renverfe de
l'autre côté du frottement. Ainfi ,
qu'il foit bon , médiocre ou mauvais,
les pierres lui font toujours d'un grand
fecours, corrigent l'imperfection de
la matiere , & lui procurent un bien
plus long fervice.

La premiere efpece de pierres propres à affiler, eft d'un gris foncé ; elles
font longues, un peu applaties par
les deux bouts ; elles font affez com-
munes , parce qu'elles fe trouvent en
plufieurs pays , tels qu'en Auvergne ,
en Lorraine , &c. Les meilleurs fe
trouvent dans le pays de Liége , mais
en général , il y en a de bonnes & de

mauvaifes dans ces différens pays.

Les mauvaifes fe connoiffent au grain qui eft trop gros, on y apperçoit même des petits brillans à peu près comme fur un enduit de plâtre ; leur défaut eft d'être ou trop dures, ou trop tendres ; les dures font cependant préférables aux tendres, pourvu qu'on ne s'en ferve qu'avec de l'eau ou de l'huile.

Les bonnes ont les pores ferrés, le grain en eft doux, elles font d'un gris qui n'eft pas trop foncé, au contraire, il eft un peu blanchâtre ; lorfqu'elles font d'un grrin ferré, uni & doux, elles font un tranchant plus fin, c'eft-à-dire, qu'elles font les dents plus fi-nes, ce qui eft toujours effentiel.

Cette premiere efpece eft bonne pour affiler les tranchans des couteaux, ferpettes, greffoirs, faux, faucilles, hachoirs, couperets, haches, rabots, fermoirs, plane, & généralement

cous les outils de Jardinier, de Char-
ron, de Charpentier, Tonnelier,
Menuifier même, de Cordonnier,
Corroyeur, & enfin tous les inftrumens & outils, dont les tranchans
font forts & deftinés aux forts ouvrages en bois. Il faut obferver que lorfque ces pierres font bonnes, il faut
s'en fervir à fec; & fi, au contraire,
elles font trop dures ou trop tendres,
il faut s'en fervir à l'eau.

Pour mettre ces pierres en état de
fervir lorfqu'elles font neuves, il faut
en choifir la face la moins raboteufe,
& l'unir fur un grais ou fur une pierre
de taille, fur laquelle on met du fablon, & la frotter à fec d'un bout à
l'autre.

Lorfqu'elle eft bien dégroffie, il
faut achever de l'unir avec un morceau de pierre de ponce à fec : & lorfque par le long fervice, il s'y fait des
trous,

trous, des bosses ou des inégalités, il faut l'unir & la remettre en état de servir, au moyen de la pierre de ponce.

La seconde espece de pierres est celle qui porte le nom de pierre du Levant, ou de pierre à l'huile ; cette sorte de pierre ne se trouve que dans les pays du Levant ; c'est au Port de Joppé ou Jafre, que quelques vaisseaux en font des cargaisons pour les tansporter en Europe. Cette pierre doit être regardée comme très-utile ; & pour en faire acquérir plus parfaitement la connoissance, il faut en expliquer les différentes especes. La premiere espece est celle dont la couleur est d'un beau blond, & qui a le grain doux & tendre ; la seconde espece est d'un blond foncé, approchant même un peu du noir ; son grain est serré, & dur. Dans ces deux especes, il s'en trouve également de bonnes & de mauvaises ;

mais il s'en trouve plus de bonnes dans le nombre des dures, que dans celui des blondes, parce que ces dernieres font fouvent fablonneufes & fujettes à avoir un grain inégal, c'eft à-dire, qu'elles renferment des efpeces de durillons; fouvent il s'y trouve des veines en travers ou obliques, qui font quelquefois plus tendres que le refte de la pierre, & d'autres qui fe trouvent plus dures. Ces durillons & ces veines tendres paroiffent à la vue; il n'en faut pas néanmoins conclure que toutes les pierres veinées foient mauvaifes, car il y a prefque à toutes les pierres quelques petites veines; malgré cela elles n'en font pas moins bonnes quand le grain eft égal; mais on doit toujours préférer celles dont les veines font le long de la pierre, & non pas en travers ou obliquement.

Pour s'affurer de l'égalité du grain,

on peut y paſſer deſſus le tranchant
d'un couteau ; ſi la veine eſt dure , &
forme un durillon , le tranchant fait
un petit ſaut & ne paſſe pas unimenr ;
ſi au contraire, c'eſt une veine tendre,
l'on ſent le tranchant du couteau qui
mord plus en cet endroit qu'ailleurs :
en un mot pour que la pierre ſoit parfaitement bonne , il faut ſentir paſſer le
tranchant du couteau par-tout en douceur & ſans aucune inégalité.Il faut auſſi
faire attention qu'il n'y ait aucun tac
graveleux , ce qui eſt encore fort mauvais. Au ſurplus , c'eſt à l'œil à décider
d'un grain bien égal & des pores ſerrés.

Il s'en trouve auſſi quelquefois de
marbrées , mais rarement elles ſont
bonnes , parce qu'il arrive que tandis
qu'une place blonde eſt bonne, ſa
couleur voiſine plus blanchâtre eſt
trop tendre , & une autre à côté plus

noire & trop dure ; ce qui eft toûjours nuifible aux outils.

Pour mettre ces fortes de pierres en état de fervice quand elles font neuves, il faut les frotter en longueur fur un grais à fec, ou fur une pierre de taille unie, fur laquelle on met du fablon, & l'on frotte la pierre jufqu'à ce qu'elle ait une face bien plane & fans inégalités. On prend enfuite une pierre de ponce avec laquelle on la frotte à l'eau claire ; celle ci emporte les gros traits qu'a fait le fablon, & prépare le grain à faire un tranchant doux.

Pour s'en fervir avec avantage, il faut l'imbiber d'huile d'olive, pendant l'efpace d'un mois ; finon elle eft trop tendre, graveleufe & fablonneufe, fait un mauvais tranchant & qui eft fi rude qu'il refufe le fervice.

La premiere efpece de ces deux

pierres, eſt la tendre, de couleur blonde ; elle eſt très-bonne pour les tranchans fins, comme pour emporter le
premier morſil de la lancette & régler
la pointe ſi elle n'a pas été faite bien
réguliere ſur le tour ; elle fait auſſi un
bon tranchant aux ſcalpels à diſſé-
quer. On peut même, dans le beſoin,
s'en ſervir pour les couteaux à ampu-
tation, pour les canifs, grattoirs,
coupe-cors, coupe-crayons, & tout
inſtrument de ſemblable eſpece, pourvu
toutefois qu'on affile bien légerement.

C'eſt cette pierre qu'il faut aux Chirurgiens dentiſtes pour repaſſer les inſtrumens à nettoyer les dents ; c'eſt elle
auſſi qui doit affiler tout tranchant à
couper & à parer le cuir, couteaux à
couper la baleine, & généralement
toutes ſortes de cizeaux, ſoit à linge,
étoffe, draps, mouſſeline, à cheveux,
à crin, &c.

Il faut aussi comprendre dans cette classe, cette quantité d'outils qui servent à faire & à finir les ouvrages de plusieurs sortes de métiers, comme lunettes de Corroyeur, de Parcheminier; ces especes de canifs dont on se sert pour faire tous les petits ouvrages qu'on appelle Bijoux d'Allemagne, pour toutes ces petites figures sculptées en bois, en os, en yvoire, en écaille, en nacre de perle.

Plusieurs Ebénistes & Sculpteurs se servent d'un morceau de pierre de Lorraine à l'eau, pour affiler leurs gouges, leurs cizeaux, leurs râcloirs; ce n'est cependant pas la meilleure, la pierre du Levant est bien préférable; il y a une très-grande différence de l'une à l'autre pour repasser ces sortes d'outils, principalem nt pour ceux qui finissent l ouvrage : ils ragréent beaucoup mieux & plus diligemment

(119)

La feconde efpece de pierre eft d'un blond foncé; cette forte de pierre étant dure, eft très-bonne pour un grand nombre de tranchans forts; elle eft même indifpenfable pour les burins & échopes de graveurs fur tous métaux, cizelets, gouges, & cizelets à tailler l'acier, l'or, l'argent, le cuivre, l'étain, & généralement tous les métaux; pour les outils des Sculpteurs en marbre, en bois, ou en plâtre, pour les petites gouges, cizeaux qui fervent aux Menuifiers pour pouffer des moulures ; pour tous les outils qui fervent à tourner tous les métaux, le bois, l'ivoire, l'os, enfin pour tous les outils du tour & de femblable efpece.

Elles font, en outre, très néceffaires pour affiler les forces des Tondeurs de draps, les petites pour le taffetas, les forces & les cizeaux des

Gantiers, des Bourſiers, & généralement pour tous les ouvrages en peau,
en drap, en étoffe & en linge.

C'eſt une regle générale qu'il faut
ſe ſervir d'huile d'olive pour affiler ſur
les pierres du Levant de telle eſpece
qu'elles ſoient, dures ou tendres, blondes ou noirâtres, & jamais d'eau ; parce
que l'eau dilate les pores, groſſit le
grain, & parconſéquent fait un mauvais tranchant ; c'eſt de l'indiſpenſable
néceſſité de s'en ſervir à l'huile, que
lui eſt venu le nom de pierre à huile.

La troiſieme eſpece de pierres à affiler eſt celle qui eſt d'un grain fort
doux & de couleur verdâtre, ou noi-
râtre, ou brunâtre. Il s'en trouve en
Languedoc, en Auvergne ; la Lorraine
fournit ordinairement les meilleures ;
celles d'Angleterre, qui ſont noires,
ne ſont pas mauvaiſes ; mais elles ne
valent pas les vertes de la Lorraine. Un
Prêtre

Prêtre voyageur, en apporta de très-bonnes, qu'il affura avoir prifes fur le Mont Véfuve, difant même qu'il s'étoit expofé au danger de périr ; je penfe qu'il dit vrai. D'ailleurs ces pierres étoient calcinées d'un côté, ce qui formoit une efpece d'écorce toute cendreufe, & le milieu étoit verd. Il feroit à fouhaiter qu'on en cherchât fur ce Mont, fauf le danger de courir les rifques de fe bleffer ou de perdre la vie ; car je n'ai jamais vu ni éprouvé de fi excellentes pierres, d'un grain égal partout, fans veines ni clous, ce qui vient certainement de la préparation naturelle du rocher enflammé.

On ne connoît, pour l'ordinaire, la bonté de ces fortes de pierres (j'excepte celle dont je viens de parler) qu'à l'effai ; on peut feulement examiner fi elle a le grain doux, fi les pores font ferrés & unis, fi elle n'a pas des

L

especes de clous durs comme de petits cailloux; pour être bonne il faut qu'elle foit tendre au point que la pointe d'une épingle y morde un peu, mais difficilement ; elle doit être égale en dureté par-tout, ce que l'on peut fentir en paſſant un tranchant de couteau le long de la pierre, par ce moyen on connoît ſi elle n'a pas de durillons, ni des endroits plus tendres les uns que les autres. La couleur doit être égale & ſans marbrure.

Quand cette ſorte de pierre eſt bonne, elle peut ſervir de ſeconde pierre à lancette, parce qu'elle emporte les dents qu'a fait la premiere pierre, & prépare le tranchant à recevoir les coups de la derniere, comme nous l'expliquerons plus au long dans le Chapitre ſuivant. Cette même pierre eſt excellente pour les tran-

chans de la seconde espece [13] qui
sont les Lilothomes Chirurgicaux , &
pour ceux de la quatrieme espece , qui
sont les canifs , les coupe-cors , les
petits couteaux de faiseurs de velours
& des brodeurs.

Pour préparer cette pierre & la
mettre en état de bien affiler, si elle
se trouvoit raboteuse, ou qu'il s'y ren-
contrât quelque inégalité longue à
unir, il faut la frotter sur une pierre
de taille avec du sablon à sec ; excepté
cela la pierre de ponce à l'eau claire
la dresse très-bien ; ensuite il faut la
frotter avec un morceau de pierre à

---

[13] La premiere espece de tranchant
est la lancette & les instrumens qui servent
à l'opération de la cataracte ; le rasoir n'est
que la troisieme espece , parce que sa douceur n'égale pas à beaucoup près celle que
doivent avoir le bistouri & le lilothome.

rafoir auffi à l'eau claire ; cette préparation ainfi faite il la faut oindre
d'huile d'olive & la laiffer un peu imbiber pendant l'efpace d'une heure &
demie , deux heures.

La quatrieme efpece de pierre eft
celle à rafoir; nous en avons ample-
ment traité dans le premier Chapitre,
& c'eft ce qui nous difpenfe d'en parler ici. Je dirai feulement en paffant,
que fi l'on n'avoit point de pierre de
la troifieme efpece, qui eft verte, on
pourroit la remplacer par celle-ci,
pourvu qu'elle foit d'un grain fin, &
plutôt dure que tendre.

La cinquieme efpece de pierre eft
auffi rare à trouver excellente, qu'effentielle au genre humain. Ce font des
cailloux verdâtres , communément
nuancés, & veinés de couleurs & même fouvent bleues; il s'en rencontre
quelquefois fur le bord des rivieres;
mais rarement elles font parfaites fi

elles ne font d'un beau verd. Il en vient de bonnes de l'Espagne, mais les meilleures se trouvent dans le pays d'Aunis, la ville de la Rochelle en eft prefqu'entierement pavée ; lorfqu'il fait un orage, & que le pavé se trouve lavé, on en diftingue de bonnes, c'eft à-dire, on voit celles qui font d'un beau verd, & fur lefquelles on n'apperçoit point de petits trous, ou des points de couleur étrangeres au corps de la pierre ; pour en être plus fûr, on l'eprouve au tact ou au frottement ; à cet effet, il faut être muni d'une bonne lame de couteau bien dure, & même une lame de rafoir, appliquer le tranchant fur ce caillou, & râcler un peu brufquement, fonder avec la pointe du rafoir, pour fentir s'il n'y a pas de grains durs ou de moux qui empêchent que le tranchant ne gliffe deffus toujours uniment, également & avec la même douceur dans tous les endroits du caillou; si la pierre est telle qu'on vient de le dire, elle est bonne; car il faut qu'elle soit d'une dureté tellement égale, que le rasoir, tel dur qu'il soit, ait de la peine à mordre dessus; il faut néanmoins qu'il y morde, mais très-difficilement.

Ce n'est pas tout de la juger bonne d'après ces épreuves, néanmoins c'est possible; mais il y a encore bien des difficultés pour la mettre en état de bien affiler; malgré sa dureté, il faut lui faire une face plane & la rendre légere à la main; le seul moyen connu jusqu'à présent est d'enchâsser ce caillou dans du plâtre, & de le scier de la même façon qu'on scie le marbre, c'est-à-dire avec une scie sans dents, & à force d'eau & de sable fin ou du grais pilé.

(127)

Lorsqu'elle est sciée en deux, prenez un bon morceau de pierre de ponce, celle qui aura les pores les plus fins, & frottez-en la pierre; à force d'eau & de patience vous parviendrez à la bien unir. Il ne faut lui laisser aucune inégalité, pas même un léger trait de scie : afin qu'elle soit polie, prenez un morceau de pierre à rasoir un peu dure, mais non graveleuse, & à force d'eau, frottez-en le caillou en longueur, légerement & longtems ; par ce moyen elle sera très-polie, & les traits de la pierre de ponce seront emportés. C'est avec autant de soins & de travaux que cet ouvrage exige, que l'on peut se procurer une bonne pierre à lancette. Il ne faut pas manquer de l'enchâsser dans de bon bois de chêne ou de noyer bien juste ; mais il n'est point nécessaire d'en recommander le soin, il suffit de l'avoir

L iv

cherchée, travaillée & appropriée foi-même, pour porter toute fon atten-tion à fon entretien & à fa conferva-tion.

La propriété de cette pierre ne s'é-tend pas bien loin, quant au nombre des inftrumens fufceptibles de fa vertu; mais elle n'en eft pas moins précieufe. Elle n'eft indifpenfable que pour les lancettes & pour les inftrumens pro-pres à faire l'opération de la cataracte, foit par abaiffement, foit par l'extrac-tion du cruftallin, parce que tous ces inftrumens ne doivent point dif-férer de la lancette, quant à la bonté de l'acier, à la régularité de la trempe, à l'indifpenfable néceffité de fa pointe aiguë, & à la parfaite douceur de fes tranchans; afin d'éviter dans cette opé-ration délicate, le tiraillement des nerfs, des fibres, & de toutes les par-ties voifines qui fe trouvent toujours irritées, quand le tranchant coupe rudement, d'où il s'enfuit infailliblement une inflammation forcée, qui nuit toujours à la prompte guérison.

Tout inftrument qui a pointe aiguë, doit être affilé fur cette pierre, c'eft-à-dire les lancettes à abcès, le dard du pharingotome, qui fert à percer les abcès dans la gorge, les trois quarts, pour les ponctions, foit au périnée, foit pour les hydropifies, pour l'hydrocelle & pour la bronchotomie.

Sachant que quelques Chirurgiens s'occupent eux-mêmes à l'affilage de leurs lancettes, foit par goût, foit par l'éloignement des Couteliers-Lancetiers; je ne négligerai rien pour donner exactement tous les principes & toutes les inftructions néceffaires pour qu'ils puiffent s'y perfectionner; je les prie feulement de fe perfuader que l'apprentiffage en eft fort long, & de-

mande une application toute particuliere, & un exercice toujours raifonné.

Je ne crois pas en cela faire de
peine à ceux de mes Confreres, qui
poffedent même des talens fupérieurs,
pour faire de bonnes lancettes, & qui
connoiffent également les principes de
l'affilage, & qui font éclairés fur le
choix des bonnes pierres. Je les crois
auffi bons citoyens que moi, & les
bons citoyens n'ont point de fecret
dont ils ne doivent faire part.

D'ailleurs, le nombre des Couteliers qui ignorent l'art de la lancette,
eft beaucoup plus grand que le nombre de ceux qui le poffedent, car c'eft
tout au plus (en exceptant ceux de
Paris) fi l'on trouve fix Maîtres, fur
cent, qui s'appliquent à cet art. Par
conféquent, fi je ne fuis pas utile à
ceux qui en ont l'art, au moins le fe-
rai-je à ceux qui ne le poffedent pas;

car je puis dire avec certitude, que la crainte de ne pas pouvoir trouver des pierres vertes, les fait renoncer au defir d'apprendre cet art, parce qu'ils ignorent jufqu'au lieu où l'on peut en trouver; mais comme je n'ai rien négligé pour l'indication des lieux & la recherche de ces bonnes pierres, j'efpere qu'ils fe livreront plus fûrement à en faire la recherche, & qu'ils s'occuperont de cet art fi utile à l'humanité.

CHAPITRE IX.

Principes généraux pour affiler toute sorte d'instrumens & outils tranchans.

Tout l'art de l'affilage consiste à emporter le morfil que la meule, ou le grais ont levé ou fait en formant le tranchant; en emportant ce morfil, qu'il est essentiel de ne pas laisser, il faut former à chaque côté du tranchant de l'instrument, un petit biseau vif, régulier, aussi large & aussi fort d'un côté que de l'autre, & égal tout le long du tranchant; on parvient à ce degré de justesse si nécessaire, en réglant la légereté de la main, en appuyant pas plus d'un côté que de l'autre, & de façon que tous les coups de pierre qu'on donne, foient régulierement appliqués d'égale force & légereté.

Pour mieux faire fentir tous les principes & les points de l'affilage, prenons tous les tranchans les uns après les autres, commençons par les plus forts pour parvenir par dégrés jufqu'aux plus fins, & indiquons l'efpece de pierre convenable à chaque inftrument; c'eft, je penfe, le meilleur moyen pour apprendre facilement.

Le tailleur de pierre n'a volontiers befoin que d'un grais avec de l'eau, pour affuter fon marteau & fon cifeau; cependant lorfqu'il travaille de la pierre dure, la pierre à faux, qui eft la premiere efpece, peut lui bien convenir pour emporter les groffes dents que fait le grais, & en fubftituer de plus fines, fur-tout quand le grais dont il fe fert eft un peu tendre; par ce moyen, la coupe ne feroit pas fi rude, & fatigueaoit beaucoup moins l'ouvrier. Voici donc la méthode d'afuter le marteau & le cifeau, lorfqu'ils ne coupent plus, appliquez le tranchant fur un bon grais, ni trop dur ni trop tendre, & bien uni; ne pofez fur la pierre que le bord du tranchant du marteau ou du cifeau, & que l'autre extrémité, foit élevée de fon niveau, du tiers de la lougueur de l'inftrument; dans cette pofition, allez & venez en frottant, comme fi vous vouliez râcler le grais avec le tranchant, agpuyant plus en allant qu'en venant, & formez de chaque côté un bifeau bien vif, en confervant toujours la même pofition, & ayant attention de donner les derniers coups bien plus légerement que les autres. Ragréez enfuite, avec la pierre de la premiere efpece, le tranchant, en lui donnant quelques coups de chaque côté, pour emporter ce gros morfil, & faire des dents plus fines.

Les Sculpteurs Marbriers se servent pour la plûpart, d'une pierre grise à l'eau, pour affuter leurs gouges & leurs ciseaux; mais la pierre du levant dure & à l'huile (de la seconde espece) est bien préférable, parce que le tranchant en seroit plus vif, mordroit beaucoup mieux sur le marbre, enleveroit plus net les morceaux, & avec bien moins de peine.

La maniere d'affuter (13) tous les outils propres à tailler, couper & sculpter le marbre, la pierre & le plâtre, demandent les mêmes positions du marteau & du ciseau du tailleur de pierre; cependant il faut faire

____

(13) L'action de faire le tranchant à un outil sur un grais stable, est *affuter*.

attention que si le ciseau est véritablement un ciseau à face plane, & de l'autre côté un biseau vif, il faut toujours tenir le biseau sur le grais, & n'y point passer le côté plane. Lorsque l'on vient à la pierre à l'huile, si l'on donne douze coups sur le côté du biseau, il n'en faut donner que deux sur le côté plane, mais très à plat, & fort légerement, & sur-tout que le dernier coup soit toujours donné sur le biseau.

Pour affuter les gouges, il faut une pierre qui ait un côté arrondi, pour entrer dans la cavité; comme la face ronde de la gouge est la même que la face plane du ciseau, il ne faut donner que deux légers coups sur la face ronde, en suivant sa direction cylindrique, & faire tout le tranchant du côté de la face cave; il faut aussi à cet outil que le dernier coup de pierre,

soit

foit donné du côté cave. On recon-
noît fi ces outils font affutés & affilés,
lorfqu'ils râclent l'ongle du pouce vivement & avec douceur.

Les outils de Tonneliers, Char-
rons, Charpentiers, Menuifiers, Laye-
tiers, Eoffeliers, Vanniers, demandent la même méthode pour l'affutage & l'affilage des haches, planes,
rabots, cifeaux, fermoirs, bec-d'âne,
befaigue, &c. il doivenr tous avoir un
tranchant robufte. Etant tous faits en
cifeau, (c'eft-à-dire qu'un des côtés
eft en bifeau, & l'autre eft plane) ils
s'affutent fur un grais, comme les outils de Tailleurs de pierre, & des
Sculpteurs Marbriers.

Plufieurs Maîtres ont une meule
montée fur un arbre pofé fur une auge
faite exprès en bois ou en pierre ; cette
invention eft très-bonne pour faire un
tranchant promptement, parce que

M

l'aiguifement (14) de la meule va
plus vite que l'affutage avec le grais;

----

(14) On nomme *aiguifer* l'action de la
meule fur un outil, & l'action de la poliffoire fe nomme *polir* ; mais pour exprimer
ces deux actions exécutées fur un outil ou
inftrument, on dit *repaffer*. Néanmoins, en
terme de l'art, pour exprimer un bon Ouvrier, nous difons : *c'eft un bon* ou un *grand
Emouleur* ; il eft à remarquer qu'en cela le
terme de la meule prévaut fur celui de la
poliffoire, parce qu'un grand Emouleur ne
peut pas être mauvais poliffeur, & que le
coup de la main n'en différe en rien. Prefque tous ceux qui montent des meules (excepté les Couteliers) font le trou à la meule
avec un cifeau & un marteau. Souvent la
meule caffe en faifant le trou de cette façon, & quand elle ne fe caffe pas dans le
même moment, il s'y fait des ruptures inté-
rieurement qui les font caffer en tournant,
d'où il arrive quelquefois des accidens funeftes. Voici donc la meilleure méthode:

mais l'apprentiffage de la meule eft plus long que celui du grais. Pour parvenir promptement à la fcience de la meule, il faut chercher un point d'appui aux coudes, ou faire porter l'autre extrémité de l'outil fur quelque chofe de folide, comme fur l'auge même, fi l'outil eft fuffifamment long ; finon, il faut placer un morceau de bois à diftance raifonnable, pour pouvoir

---

la figure 7 de la feconde Planche, repréfente un outil d'acier fait en piramide, de trois ou quatre lignes d'épaiffeur, dix-huit lignes de large en bas, & terminant en pointe de deux dents, le tout fept à huit pouces de long. On met ce gros bout dans un étau bien droit ; & après avoir marqué le trou au milieu avec une efpece de foret, on paufe la meule fur ces deux dents, que l'on fait tourner comme fur un pivot ; elle fe perce facilement, promptement, & fans courir aucun rifque.

poser l'inftrument deffus , parce qu'il faut que tout le tranchant foit fait bien vivement du côté du bifeau, car s'il eft en demi-rond ou tremblant , il ne coupera jamais bien. En fecond lieu, il faut que la meule trempe toujours dans l'eau , car il ne faudroit qu'un feul coup donné à fec , pour détremper l'inftrument, & le rendre abfolument mauvais.

En troifieme lieu, il faut que la meule tourne toujours rondement, foit qu'elle aille par le moyen du pied ou de la manivelle par un fecond garçon. Les fecouffes font chanceler la main de l'Emouleur, ce qui fait changer la pofition ; alors le bifeau eft fait en tremblant ou en demi-rond, au lieu qu'il doit être bien vif. Ce n'eft donc qu'en obfervant tous ces principes qu'on peut bien aiguifer.

Enfin quand le bifeau eft vif, que

le tranchant eſt bien droit, que les breches ſont emportées, qu'on s'apperçoit qu'il y a du morfil de levé, bien égal & tourné du côté plane ; alors l'outil eſt bien ; il ne s'agit plus que d'abattre ce morfil avec la pierre du levant à l'huile, (ſeconde eſpece) de la maniere indiquée pour le Sculpteur en marbre, en pierre &c. Il faut ſur-tout, comme je l'ai déja dit, que le dernier coup de pierre ſoit donné ſur le côté du biſeau, ſans quoi le tranchant gliſſeroit ſur la matiere au lieu de mordre facilement, & ſans être obligé de lever la main plus qu'il ne faut, ce qui fait que l'ouvrier n'eſt plus maître de retenir ſon coup, & qu'il fait entrer l'outil trop avant dans la matiere, ſur-tout dans le bois : c'eſt en outre une double fatigue pour la main qui tient le ciſeau.

Les inſtrumens de Jardinier exigent

chacun des instructions différentes : pour les cisailles à ébarber ou tondre les ifs, les buis, il faut prendre la pierre de la premiere espece à l'eau, la placer à travers le biseau du tranchant, lever un peu la main qui tient la pierre, pour ne pas faire le biseau si court, & donner des coups de la longueur de la pierre sur toute la longueur du tranchant, jusqu'à ce que l'on sente sous le pouce un peu de morfil en dedans de la lame ; j'entends par le dedans des lames les deux faces qui se frottent ensemble ; alors on donne deux ou trois coups bien légers, & à plat sur le dedans des lames, & l'on finit par donner le dernier coup sur le biseau.

Quant à l'échenilloir, aux serpes & à tout autre instrument à gros tranchant, il faut la même pierre à sec, si elle est bonne. & à l'eau si elle est dure

(143)

ou tendre (15); prenez l'outil de la main gauche, appuyez-le par le dos fur quelque chofe pour être plus fûr du coup, & pour ne pas vous bleffer: appliquez la pierre fur le tranchant, de forte que le dos ne porte pas fur la pierre, mais qu'il en foit à la diftance du quart de la largeur de l'outil; tenez-vous ferme dans cette pofition, & promenez la pierre le long du tranchant, comme fi vous vouliez râcler la pierre avec le tranchant, &

____

(15) Il paroît ici de la contradiction, cependant l'expérience nous apprend que l'eau qui dilate les pores de la pierre dure, rend la tendre meilleure, en en rempliffant les pores d'une efpece de maftic compofé des parties qui s'enlevent de la pierre, & qui fe lient avec l'eau; en conféquence la pierre fe trouve moins raboteufe, mais plus unie, & meilleure pour affiler.

ayez attention de donner autant de coups d'un côté que de l'autre, jusqu'à ce que vous sentiez le tranchant mordre, en râclant un peu l'ongle du pouce.

Les faux, les faucilles & tout autre instrument à peu près semblable, s'affilent de même avec la pierre de la premiere espece; mais généralement quand ces sortes d'outils ont été affilés plusieurs fois, le tranchant se trouve arrondi & trop gros pour pouvoir se dispenser de le faire repasser sur la meule.

La serpette & le greffoir s'affilent aussi sur la même pierre; mais pour le faire adroitement, au lieu de faire marcher la pierre sur le tranchant, c'est au contraire le tranchant qu'il faut faire marcher sur la pierre. Pour cet effet, il faut prendre la serpette de

la

la main [16] droite, la pierre avec la main gauche, & faire porter le tranchant feul fur la pierre, ayant foin que le dos en foit toujours diftant du quart de la largeur de la lame, & en un mot, obferver tout ce que j'ai prefcrit ci-deffus pour les ferpes, les échenilloirs, & autres femblables inftrumens.

Si un Jardinier eft curieux que fes inftrumens coupent bien, je lui confeille de fe fervir de la pierre du levant (feconde efpece) & à l'huile, fur-tout pour le greffoir & les petites ferpettes à efpalier, la coupe en feroit

---

[16] Je fuppofe toujours un droitier, ainfi un gaucher peut fuivre fon habitude, en faifant faire à la gauche ce que je prefcris pour la droite, & par conféquent faire obferver à la droite ce que je prefcris pour la gauche.

N

beaucoup plus franche, plus vive, &
bien moins fatigante.

Tous les couteaux, foit de table,
de poche, de cuifine, tranche-lards,
couteaux d'office & autres, demandent
la même méthode & les mêmes indications que pour le greffoir; il faut
principalement obferver la même élévation du dos [17] fur la pierre, &
labourer avec le tranchant, le faifant
toujours marcher devant comme fi

---

[17] Je le répete fouvent, parce que ce
principe eft fi effentiel, que fans cette juf-
teffe & cette précaution, on ne feroit rien de
bien fur tel inftrument que ce fût. En effet,
qu'on examine le rafoir, il eft épais du dos,
& ce n'eft qu'à ce deffein qu'on le fait tel,
fans quoi les meilleurs maîtres de l'art au-
roient peine à le bien affiler, au lieu que ce
dos qui eft fort, fixe par fa force l'élévation du quart de la largeur de l'inftrument,
ce qui eft le jufte degré que je recommande.

l'on vouloit râcler la pierre avec le tranchant de l'inftrument. La pierre grife (premiere efpece) eft bonne pour toutes fortes de couteaux, comme pour le greffoir; mais la pierre du levant (feconde efpece) & à l'huile eft bien meilleure. Enfin pour s'affurer fi le couteau qu'on a paffé fur l'une de ces deux pierres, coupe bien, on peut choifir un endroit dans la main où il y ait quelque petit durillon, & y couper avec ce couteau un peu de peau : mais, au refte, s'il râcle l'ongle avec douceur & vivacité, il eft bien repaffé.

On peut regarder le fufil comme une efpece de pierre à repaffer les couteaux, ou proprement dit *donner le fil* ; mais il ne convient effentiellement qu'aux couteaux de Bouchers & de Cuifiniers. On s'en fert fouvent pour les couteaux de poche & de table ;

mais les pierres de Liege & du Levant font préférables pour ces derniers, parce qu'ils coupent plus doux; je ne prétens pas pour cela en interdire l'ufage, je dis feulement que les pierres font meilleures que le fufil [18].

---

[18] L'ufage de la faïance & de la porcelaine eft très-nuifible aux tranchans des couteaux, parce que le vernis qui couvre la furface des affiettes, eft plus dur que l'acier trempé & recuit ; c'eft pourquoi lorfque l'on donne le coup de couteau pour couper la viande fur l'affiette, on peut remarquer qu'auffitôt que le tranchant touche le vernis de l'affiette, fa vivacité eft tout d'un coup émouffée par leur frottement mutuel. Mais beaucoup de perfonnes n'ont pas encore fait cette réflexion, & en rejettent la caufe fur le couteau & fon auteur, fe plaignant qu'il faut toujours avoir le fufil à la main pour les affiler. On dira peut-être pourquoi eft-ce que l'on donne du recuit à l'acier, puifque ce recuit lui ôte la dureté qui lui feroit né-

Le fufil à repaffer les couteaux n'eft autre chofe qu'un inftrument fait avec du pur & bon acier (c'eft-à-dire) trempé dans toute fa force & fans re- cuit ; cette qualité le rend plus dur qu'un couteau qui a toujours du ré- cuit. Le couteau étant donc moins dur que le fufil , & ayant le tranchant ar- rondi par le long fervice , il eft cer-

---

ceffaire pour réfifter au vernis ? Je réponds à cela qu'un acier fans recuit s'ébreche & fe caffe auffi facilement que du verre , ce qui feroit par conféquent un fort mauvais inftru- ment & très-funefte , fi on fait réflexion que les morceaux qui fe caffent, en fe féparant de la lame , reftent dans la viande que l'on coupe ; quel effet peuvent produire ces mor- ceaux d'acier , fi par maleur on les avale , fi ce n'eft celui de bleffer l'eftomach , de dé- chirer les inteftins , & de nourrir longtems une maladie incurable, parce que la caufe en eft inconnue ?

N iij

tain que le fuſil râcle la rondeur qui eſt de trop ſur le tranchant du couteau , & le fait par conſéquent mieux couper.

La vertu du fuſil ſur le couteau eſt de lever un petit morfil ſur la ſuperficie du tranchant , mais plus robuſte que celui qui s'y trouve lorſqu'il vient d'être repaſſé ſur la meule , ce qui rend ce couteau comme une eſpece de ſcie propre à couper la chair morte [19].

Pluſieurs perſonnes font uſage de cet inſtrument pour repaſſer leurs couteaux, ſans néanmoins en tirer tout l'avantage poſſible; d'où il réſulte

---

[19] Il faut remarquer que la chair morte eſt flaſque , & qu'elle s'affaiſſe ſous un tranchant trop doux , parce que les dents ſont trop fines : c'eſt pourquoi les Bouchers & les Cuiſiniers trouvent un prompt ſecours dans l'uſage du fuſil.

affez fouvent qu'elles coupent & gâtent le tranchant au lieu de le former.
Pour prévenir ce défaut, il eft très-
néceffaire de fuivre la méthode que
nous avons indiquée pour la pierre , &
obferver ce que nous allons prefcrire
de particulier pour le fufil. Il faut appliquer le tranchant du couteau fur
la carre du fufil , de forte qu'ils faffent
la croix , & que le dos du couteau ,
(comme fur la pierre) en foit élevé
du quart de la largeur de la lame.
Dans cette pofition , il faut commencer par le bas du couteau , près du
manche , & traîner le coup bien légerement le long du tranchant jufqu'à
la pointe ; enfuite , placer l'autre côté
du couteau en deffous du fufil , toujours fur la carre , & traîner auffi le
coup jufqu'à la pointe de la lame ; il
faut répéter cette manœuvre quatre ou
cinq fois de chaque côté , & avoir foin

N iv

de donner les derniers coups très-légerement. On fait des fuſils de pluſieurs eſpeces, au gré des perſonnes qui en demandent, c'eſt-à-dire, à huit, à ſix, ou à quatre carres; on en fait même auſſi des ronds, taillés en groſſes dents, qu'on fait avec la carre d'une lime ou d'une rape, ceux-ci ſont les vrais fuſils des bouchers. Entre ces différentes ſortes de fuſils, la meilleure eſt celle à quatre carres; par la raiſon que lorſqu'ils ont travaillé longtems, on a la facilité de les faire ſur la meule, comme un couteau, pour leur renouveller les carres uſées; par ce moyen ils ſont neufs autant de fois qu'on le deſire; & en outre, leur opération eſt beaucoup plus prompte, puiſque quatre coups d'un fuſil à quatre carres, valent mieux que dix coups des autres ſortes de fuſils.

Il faut avoir attention d'aller bien

plus légerement fur les fufils à quatre carres que fur les autres ; en voici la raifon , qui eft toute fimple. Plus on fait de pans fur un cylindre , plus les carres qui féparent les pans fe trouvent courtes , & moins les angles font aigus , moins ils ont de vivacité tranchante , & par conféquent moins ils mangent , moins leur action eft prompte. Ainfi un fufil à quatre carres eft plus diligent dans fon opération , & exige plus de légereté dans la main , & en conféquence eft préférable à toutes les autres efpeces.

Les Parcheminiers, les Corroyeurs ; &c. pour les lunettes & tous les autres inftrumens tranchans, propres à parer le cuir, fe fervent d'un fufil de forme ronde, bien poli & fans aucun trait, qui eft plutôt un bruniffoir qu'un fufil. L'expérience leur a appris qu'un carré faifoit des dents trop fortes au tran-

chant, & déchiroit la peau ou le par-
chemin, au lieu de rafer les parties fu-
perflues & inutiles aux peaux. Comme
ces lunettes ont un tranchant un peu
fin, & à peu près comme celui du
canif, l'emploi du fufil fait en bruniffoir, n'eft pas dans l'intention de
lever un morfil, mais de renverfer le
fil ou les dents du tranchant, d'un
feul & même côté.

Comme ces outils travaillent toujours du même côté, le frottement fe
trouve fans ceffe dans la même pofition; par conféquent, le tranchant fe
trouve fatigué d'un feul côté, s'arron-
dit & s'ufe, c'eft-à-dire, fa fuperficie
aiguë fe renverfe : alors le bruniffoir
bien dur & bien poli, appliqué fur
le côté contraire à celui qui frotte fur
le cuir, force les dents à fe retourner
de l'autre fens, & fait reprendre au
tranchant fa vigueur ; mais il faut auffi

que les coups de bruniſſoir ſoient donnés bien également , c'eſt-à-dire , qu'il
ne faut pas plus appuyer dans un endroit que dans un autre , car la réuſſite dépend abſolument de la régularité du poids de la main.

La méthode pour affuter & remettre en état de ſervir avec ſuccès tous
les outils des Tourneurs en bois , en
os , en ivoire , en écaille , & ſur tous
les métaux en or , en argent , en cuivre , en étaim , &c. eſt abſolument la
même que pour les outils des Sculpteurs & Menuiſiers ; ils s'affûtent ſur
un grès , ou s'aiguiſent ſur une meule
à l'eau , ſur l'un & ſur l'autre ; enſuite il faut ſe ſervir d'une pierre du
levant à l'huile (de la ſeconde eſpece)
pour emporter les groſſes dents faites
par la meule ou par le grès , en donnant pluſieurs coups ſur le biſeau , &
deux coups fort légers ſur la face

plane, mais le dernier doit toujours être donné sur le côté du biseau.

Il faut suivre aussi cette même méthode pour les outils des Cizeleurs en fer, en cuivre, en argent, en or, enfin de tous les métaux, pour tous les cizelets, gouges, &c. & même pour tous les outils de graveurs, tels que les burins, échopes &c. Quand les pointes de ces inſtrumens sont caſſées, on les répare entierement du côté du biseau sur le grès ou sur la meule, en leur faisant un biseau bien vif. Le biseau du burin eſt appellé par pluſieurs Artiſtes *facette*; il faut avoir attention de ne point toucher sur les faces plates ni sur la vivacité de la carre qui doit travailler; car, plus cette carre eſt vive & fine, plus les coups de burins ſont fins & profonds. Lorſque la pointe du burin eſt faite sur le grès, il faut néceſſairement en emporter les traits ſur la pierre du Levant (de la ſeconde eſpece) à l'huile , appliquant le biſeau ou la facette ſur la pierre bien à plat , & labourer ou frotter cette facette le long de la pierre ſans changer la direction ; il faut avoir ſeulement attention d'appuyer un peu plus en allant qu'en revenant , parce que la pointe du burin , de l'échope ou du cizelet , eſt le tranchant de l'outil ; c'eſt par cette raiſon que l'on doit toujours faire marcher la pointe devant , afin qu'elle ne ſe termine pas en morfil, parce qu'au moindre coup appliqué ſur la matiere , elle tomberoit de façon qu'elle ne ſeroit jamais franche , mais toujours émouſſée.

Toutes les différentes ſortes de ciſeaux s'affilent comme les ciſailles de Jardiniers ; je ne crois cependant pas inutile de rappeller ces principes : Prenez la branche de la lame qu'il faut

affiler, dans la main gauche, de façon que les ciseaux se trouvent ouverts
en croix, prenez ensuite de la main
droite la pierre à l'huile (de la seconde espece) ou une pierre de Liége
à sec (de la premiere espece); appliquez la pierre sur le biseau du tranchant, en la couchant un peu, pour
ne pas faire le tranchant trop court,
& frottez la pierre sur toute la longueur du tranchant, à plusieurs-re-
prises, jusqu'à ce que l'on sente, avec
le pouce, un peu de morfil sur le tranchant, en dedans des lames; on en-
tend par le dedans des lames, la face
où se trouve la marque du Coutelier,
ou les deux faces qui se frottent ensemble pour couper. Lorsque l'on sent
un peu de morfil, il faut donner à
plat un léger coup de pierre sur le dedans des lames, & toujours donner
le dernier coup de pierre sur le biseau

du tranchant, & les ciseaux coupe-
ront bien [20].

---

[20] Les ciseaux qui servent à faire les
opérations sur le corps humain sont à distinguer de tous les autres. L'action de couper
avec les ciseaux, est de hacher par le frottement des deux lames; mais il est très-possi-
ble d'éviter cette action de hacher, nuisible
au succès des opérations; c'est pourquoi
plusieurs Professeurs, comme M. Petit, M.
Louis & plusieurs autres célebres Démons-
trateurs, recommandent de se servir d'un
bistouri pour l'opération du bec de lievre;
mais si tous les Couteliers étoient instruits,
ils feroient tous les ciseaux à incision avec
un tranchant semblable à un canif à tailler
les plumes, tels que ceux dont se sert avec
succès, M. L***. & par conséquent aux-
quels il n'y auroit point de biseau sur le tranchant; alors les ciseaux ne hacheroient point,
mais au contraire couperoient très-bien, &
l'on feroit adroitement les opérations du bec
de lievre, le Paraphimosis, & la section de

Il faut fuivre la même méthode ,
& fe fervir des mêmes pierres pour
tous les cifeaux, foit à crins, à cheveux, foit des Lingeres, Couturieres,
Marchands, Cordonniers, Tailleurs,
Peauffiers, Gantiers, & généralement
toutes fortes de cifeaux quelconques.

Pour affiler facilement les forces des
Gantiers & des Bouchers, il faut néceffairement démonter une branche
avec un tournevis, & fuivre la méthode indiquée pour les cifeaux ; &
pour les petites forces de Taffetaffiers
qui font d'une feule piece , & qui par
conféquent ne peuvent pas fe démonter, on les preffe avec la main pour
faire obéir leur reffort, pendant qu'on
les attache avec un petit cordon pour
jouir de toute l'étendue de fon élafti-

---

la cornée tranfparente ; mais auffi de tels cifeaux vaudroient douze francs piece.

cité ;

cité ; alors les tranchans font une saillie suffisante pour appliquer le coup de pierre sur le biseau & sur le dedans des lames.

La plupart des Cordonniers se servent indifféremment de la premiere pierre qu'ils trouvent pour affiler leurs tranchets ; plusieurs se servent d'un fusil ou d'un pavé ; d'autres prennent une mauvaise forme de bois, & frottent le tranchant dessus comme sur un fusil : toutes ces matieres sont contre l'ordre de leurs ouvrages ; & n'affilent que très-imparfaitement. Pour faire un bon tranchant propre à couper le cuir, il faut une pierre du Levant de couleur blonde, & à l'huile (de la seconde espece) ; trois ou quatre coups donnés adroitement de chaque côté sur cette pierre, suffisent pour affiler ces sortes d'outils, en suivant la méthode prescrire pour repasser les couteaux,

& faifant attention que le dernier coup de pierre foit donné du côté de la cavité du tranchet , pour renverfer les dents du tranchant du côté du frottement ; avec de tels outils les ouvrages en feroient plus parfaits , parce que la coupe feroit bien plus vive , plus unie , & plus prompte ; & le poli feroit non-feulement plus facile , mais encore plus diligemment fait.

Après avoir paffé en revue tous les outils tranchans de prefque tous les arts & métiers , nous arrivons enfin aux plus délicats & aux plus précieux , c'eft-à-dire, aux biftouris des Chirurgiens , aux Lithotomes , aux couteaux à amputations , aux lances , aux aiguilles de la cataracte , enfin à la lancette.

Prenons un biftouri qui ait déja fait plufieurs opérations , & dont le tranchant n'a plus cette vivacité aiguë , &

fuppofons qu'on n'ait pas le tems de le faire repaffer fur la meule pour lui rendre fa bonté, il faut fe fervir de la pierre verte (quatrieme efpece); fi celle-ci manque, on peut y fuppléer par la pierre à rafoir (troifieme efpece) un peu dur; il faut effuyer la pierre, & verfer deffus quelques gouttes d'huile d'olive bien propre, & en couvrir la pierre avec le doigt. Tenez cette pierre ferme dans la main gauche, prenez le biftouri de la main droite (en fuppofant toujours un droitier), & faites en forte que le bout inférieur du manche fe trouve dans la main, le pouce appuyé fur le clou du côté droit, & le doigt index faifant parallele fur le clou du côté gauche, & ayez les trois autres doigts fur le reftant du manche ou châffe.

Appliquez le tranchant du biftouri fur le bout de la pierre, en croix, de façon que le dos de l'inftrument, comme nous l'avons déja dit plufieurs fois, ne porte point fur la pierre, mais qu'il en foit élevé du quart de la largeur de la lame; faites marcher le tranchant toujours devant, en traînant le long de la pierre (fans varier la pofition de l'élévation depuis le bas du biftouri jufqu'à la pointe) de manière qu'ayant commencé le coup à un bout de la pierre, la pointe de l'inftrument vienne terminer le coup à l'autre bout.

Enfuite d'un tour de poignet, tournez le biftouri pour appliquer l'autre côté fur la pierre, & agiffez comme il eft dit ci-deffus. En répétant cette manœuvre cinq ou fix fois de chaque côté, l'inftrument doit bien couper.

Il faut auffi avoir attention de ne pas donner à l'inftrument plus de coups de pierre qu'il n'en a befoin, parce

que le tranchant couperoit bien moins,
étant trop grossi ; & pour s'assurer qu'il
coupera bien sur la chair humaine ,
il faut l'essayer sur la premiere peau
de la main sans choisir de durillons ,
mais les endroits où la peau est fine ;
& s'il la coupe en douceur , il est au
degré nécessaire. Il faut aussi le passer
sur l'ongle comme le rasoir , pour être
certain qu'il n'a pas de morfil ; & s'il
coupe aussi net la peau , après l'avoir
passé sur l'ongle comme il la coupoit
auparavant , on est très-assuré qu'il n'a
point de morfil.

Cette méthode s'étend sur tous les
instrumens tranchans chirurgicaux qui
ont un dos en entier ou en partie , savoir les lithotomes , les couteaux in-
ter-osseux, les couteaux courbes, les bis-
touris droits & courbes. Il est à remarquer que pour les instrumens qui ont
un tranchant concave ou courbe, il faut

que la pierre foit arrondie par les carres, & que le milieu foit un peu en
dos d'âne, pour pouvoir entrer dans la
cavité.

Cette même méthode s'étend auffi
fur les fcalpels à difféquer, foit à dos,
foit à lance ou à lancette; mais pour
ces fortes d'inftrumens, il faut fe fervir
de la pierre du Levant, blonde (feconde efpece) & à l'huile, parce que
fi le tranchant d'un fcalpel eft doux,
la chair morte s'affaiffe, & a beaucoup
plus de peine à fe couper; au lieu
qu'un tranchant un peu rude entre
mieux, parce qu'il eft facilité par des
dents plus robuftes. La pierre à rafoir
(troifieme efpece) peut remplacer
fans inconvénient la pierre du Levant;
mais lorfqu'il ne s'agit que du choix,
celle du Levanr, blonde, eft préférable.

Tous les biftouris cachés, Lithotomes, &c. qui font adaptés à des corps faifant partie des inftrumens, les gorgerets pour la taille de M. le Cat, le lithotome de M. Louis pour la taille des femmes, le biftouri gaftrique de M. Moreau, le biftouri à hernies de Meffieurs Bienaifé, & enfin tous les inftrumens compofés de plufieurs parties, celle qui eft tranchante veut être démontée & féparée des autres parties pour pouvoir les affiler; fans cette précaution on n'en viendroit pas à bout.

Les coupe-cors, les canifs à tailler les plumes, les petits couteaux dont fe fervent ceux qui font le velours, les efpeces de canifs ou petits couteaux en ufage chez les graveurs en bois, & chez tous ceux qui font ces différens petits ouvrages pour les foires, qu'on appelle bijoux d'Allemagne, & ces figures fculptées en bois, en os, en ivoire, &c.

Pour parvenir à bien affiler ces fortes d'outils tranchans, il faut fuivre les mêmes principes du biftouri, donner de pareils coups de pierre, & les paffer fur l'ongle pour voir s'ils le râclent bien ; la pierre du Levant, blonde & tendre (de la feconde efpece) eft excellente.

Toute la fcience d'affiler une lancette en la paffant fur la pierre, confifte, comme dans tous les autres inftrumens, à former un bifeau bien vif de chaque côté du tranchant, en forte qu'il ne foit pas plus fort ni plus large d'un côté que de l'autre, mais au contraire bien régulier. Pout y parvevir, il faut néceffairement régler la main pour chaque coup de pierre, afin de ne pas appuyer plus fort d'un côté que

que de l'autre, & pour aller toujours d'une égale légereté.

Suppofons donc qu'une lancette foit bien repaffée fur le tour, qu'il y ait du morfil, & qu'il foit néceffaire de l'affiler entierement. Prenez la pierre du Levant, tendre, blonde & bien douce (feconde efpece) dans la main gauche, la lancette de la main droite; ayez foin que le pouce foit placé fur le clou, & que l'extrémité du pouce aille jufqu'à la marque du fer de la lancette, & que le doigt index prenne la même pofition en deffous; alors les trois antres doigts foutiennent le refte de la châffe, dont l'extrémité inférieure touche le creux de la main. Quoiqu'il foit néceffaire de la tenir avec fermeté, il faut avoir néanmoins la jouiffance de la tourner facilement dans la main, pour affiler les quatre faces de tranchant.

P

Enfuite appliquez en croix la lancette fur la pierre, de façon que le
tranchant feul y porte, & que l'autre
côté de tranchant en foit toujours élevé
du quart de la largeur de la lancette;
cette remarque eft de la derniere conféquence. Dans cette pofition, traînez
la lancette d'un bout de la pierre à
l'autre, faifant toujours marcher devant, le tranchant qui pofe fur la
pierre; la pointe étant arrivée près du
bord, & au bout de la pierre, faites
tourner la lancette dans vos doigts,
& mettez l'autre côté du tranchant
dans la même pofition pour y donner
un femblable coup; & après l'avoir
donné, appliquez l'autre côté de tranchant fur la pierre, & d'un revers de
main donnez le troifieme coup; faites
encore tourner la lancette dans vos
doigts pour donner à revers de main

le quatrieme coup , qui eſt la-derniere face du tranchant.

Cette pierre du Levant (ſeconde eſpece) eſt celle qui mange le plus ; par conſéquent il faut affiler bien légerement ; trois ou quatre coups ſur chaque face doivent ſuffire , tant pour faire tomber le morfil , que pour régler la pointe , parce qu'un tranchant trop groſſi ne peut jamais entrer avec douceur ; mais ſuppoſons qu'elle ſoit bien repaſſée ; prenez alors la ſeconde pierre , (quatrieme eſpece) qui eſt beaucoup plus douce , & ſervez-vous-en comme de la premiere en prenant les mêmes poſitions , & ſuivant le même biſeau.

Cette pierre emporte les groſſes dents qu'a faites la premiere,elle en fait auſſi par elle-même , mais beaucoup plus fines , qu'il faut néceſſairement emporter fur une troifieme & derniere pierre.

Il faut remarquer que la premiere pierre n'exige que trois ou quetre coups fur chaque face de tranchant, & que la feconde en exige fept ou huit [21].

Prenez enfin la troifieme pierre qui eft celle de la cinquieme efpece; c'eft ce caillou rare que j'ai indiqué, dont les pores font fi ferrés & fi unis, qu'ils ne laiffent au tranchant aucune dent,

---

[21] La diftance de la premiere pierre du Levant, tendre, à la troifieme verte & dure, feroit trop confidérable pour fe difpenfer de la feconde, parce que la troifieme ne mange pas affez pour emporter parfaitement les traits & les dents que fait la premiere pierre; par conféquent une feconde pierre qui eft plus dure que la premiere, & plus tendre que la troifieme, devient non-feulement effentielle, mais même indifpenfable.

visible au microscope, ce qui produit la grande douceur de la lancette ; cependant elle mange suffisamment pour emporter les dents qu'a faites la seconde , qui est la quatrieme espece. Les coups de pierre se donnent précisément comme avec la premiere & la seconde pierre ; elle exige autant de coups elle seule que les deux autres ensemble ; c'est-à-dire que la premiere en demande trois ou quatre, la seconde sept ou huit, & la troisieme dix ou douze sur chaque face de tranchant. Remarquez aussi que sur les trois pierres , les derniers coups doivent être donnés plus légerement que les premiers. Il s'agit actuellement de s'assurer si la lancette est en état. Essuyez-la & portez-la entre vos levres par le bout de la châsse. Prenez du canepin [22] & tenez un

---

[22] Ce canepin n'est autre chose que la

bout entre le pouce & l'index , faites
paſſer l'autre bout entre le doigt annulaire & celui du milieu , & tenez-le
très-ferme , écartez l'index de celui du
milieu. Ce canepin s'étend comme
la peau d'un tambour : prenez la lancette que vous tenez entre vos levres ,
mettez le pouce ſur le clou , l'index
faiſant parallele de l'autre côté ; appuyez le petit doigt ſur la main qui
tient le canepin , afin de ſervir de point
d'appui ; c'eſt une ſureté néceſſaire
pour préſenter la pointe au canepin ,
parce que le moindre tremblement la
feroit émouſſer , & c'eſt par cette raiſon qu'il faut approcher lentement &

---

premiere peau préparée ou l'épiderme d'un
chevreuil Il ne faut pas omettre de l'examiner au tranſparent , pour s'aſſurer s'il
n'y a point quelque endroit double ; c'eſt ce
qu'il faut néceſſairement éviter.

fans fecouffes. Etant bien fûr dans les pofitions ci deffus prefcrites, approchez la pointe bien perpendiculairement fur le canepin, examinez fi elle entre fans réfiftance, fans même faire fléchir le canepin.

Quoiqu'elle entre parfaitement bien du premier coup, préfentez-la toujours deux ou trois fois; il faut enfuite effayer le tranchant; pour cet effet dirigez la main qui tient le canepin en forme de pupitre, & tenez la lancette en ligne directe; plongez-la dans le canepin d'environ quatre ou cinq lignes de long, & en la retirant fciez le canepin; elle doit entrer & couper avec tant de douceur qu'il ne faut point qu'on entende aucun craquement : le canepin doit être coupé net & fans aucun déchirement.

Il eft très-néceffaire, comme nous venous de le dire, deffayer trois fois

la pointe fur le canepin ; en voici la
raifon : les apprentifs Affileurs, craignant de gâter la pointe de la lancette en la paffant fur la pierre, ne
vont pas précifément jufqu'à la
pointe ; cette crainte eft très-préjudi-
ciable, parce que la pointe fe trouve
étranglée à un quart de ligne de fa
fuperficie ; alors cette pointe forme
une petite perle très-vifible à la loupe ;
de forte que cette pointe perlée plie
quelquefois au fecond coup fur le
canepin, & fe caffe enfin au troifieme ;
ce qui prouve qu'elle eft mal affilée.

Cependant, il arrive malheureufement auffi quelquefois que cette mauvaife pointe réfifte au canepin ; c'eft
un très-grand malheur, car elle ne
réfifte jamais au bras ; & il n'y a peut-
être point de Chirurgiens à qui il ne
foit arrivé de trouver bonne une lancette en l'effayant fur le canepin, &

avec laquelle il n'a pu faire de faignées, par la réfiftance totale qu'oppofe la chair humaine, & qui provient de cette pointe perlée, qui, pour peu que la main du Chirurgien balance, ou que le coup ne foit pas dirigé en ligne directe ou perpendiculaire, la perle caffe, fi la lancette eft bonne, & fi l'acier eft un peu mou, la perle le plie; ainfi de toute façon l'opération eft manquée.

Il arrive quelquefois qu'un Phlébotomifte craignant d'épouventer le malade, ou le faire languir, ne change pas d'inftrument, franchit le coup, plonge brufquement, & fait fon opération avec douleur : il eft vrai que la pointe de la lancette caffe & entre ordinairement dans le vaiffeau ; mais communément il n'y a rien à craindre de ce corps étranger, parce qu'en retirant l'inftrument de la ponction, la

perle eſt chaſſée par le ſang avec autant de vivacité qu'elle eſt entrée. Ce
méchaniſme naturel exempte bien des
perſonnes des mauvaiſes ſuites qui
pourroient réſulter de ces pointes mal
faites. Je ne répondrois pas cependant
que ce méchaniſme réuſſiſſe, ou qu'il
ait toujours réuſſi heureuſement, car
on voit tous les jours dans le monde
beaucoup d'accidens dont on ignore
la cauſe.

Un Chirurgien qui veut repaſſer ſes
lancettes ſur la pierre, ſeulement pour
entretenir la douceur de la pointe &
celle du tranchant, n'a pas beſoin de
celle du Levant, qui eſt la premiere ;
les deux dernieres lui ſuffiſent ; en voici
la raiſon : quand une lancette ſort de
chez le Coutelier (en ſuppoſant le
Coutelier bon lancetier) la pointe eſt
réglée & le morfil en eſt ôté. Ce n'eſt
donc que pour rafraîchir la pointe &

le tranchant arrondis par la quantité de faignées, que le Chirurgien peut entreprendre d'affiler un tel inftrument.

D'ailleurs pour faire, fur la pierre, la pointe à une lancette émouffée, il faut avoir une main de Maître & une connoiffance profonde, qu'on ne peut acquérir que par un long exercice. Il faut encore pouvoir juger fi la pointe & les tranchans font affez fins pour fupporter la quantité de coups de pierre néceffaires pour faire l'un & l'autre, & pour leur donner un degré de perfection qui leur eft indifpenfable.

J'ajoute encore qu'une lancette n'eft pas en état de fupporter autant de coups de pierre que l'on fe l'imagine ; car la pointe & les tranchans étant trop groffis fur la pierre, l'inftrument opere toujours avec douleur ; ainfi, quelque bien repaffée que foit une

lancette sur le tour, elle ne peut essuyer que deux ou trois repassages de
pierre ; parce que pour rendre la
vivacité à la pointe & aux tranchans
usés par le frottement de l'opération
ou de l'action de saigner, il faut les
grossir sur la pierre pour former une
nouvelle pointe accompagnée de son
double tranchant ; cette opération ne
s'effectue qu'en usant sur la pierre le
bord du tranchant, ce qui fait que la
lancette se racourcit & se rétrécit, &
que ses bords en se rapprochant du centre, trouvent trop d'épaisseur ; ce qui
est absolument contraire à la parfaite
douceur qu'exige une bonne lancette.

Les instrumens servant à faire l'opération de la cataracte, exigent les
mêmes soins que l'on a prescrits ci-
dessus pour les lancettes ; ce sont aussi
les mêmes positions & les mêmes ma-

nœuvres pour les repaſſer ſur les pierres : parce qu'il faut qu'ils aient tous
(de telle méthode que ce puiſſe être)
la même pointe & le même tranchant
que la lancette ; on doit auſſi par conſéquent les eſſayer ſur le canepin, &
les faire parvenir au degré néceſſaire
pour y entrer avec la même douceur,
à tous égards, que la lancette.

Tous les inſtrumens ſervant à faire
des ponctions, & qui ont des pointes ſemblables à des lancettes, exigent
auſſi les mêmes ſoins ; comme par
exemple, le pharingotome pour percer un abcès dans la gorge, le kiſti-
tome pour couper la membrane criſ-
talline, la lancette à abcès, les trois
quarts &c. Tous ces inſtrumens doivent être démontés de leurs caſes ou
canules pour les affiler avec faciiité.
Pour une entiere perfection dans les

opérations, les épingles à bec de lié-
vre, & les aiguilles à fut022re, doivent
avoir la même pointe des lancettes,
& par conséquent elles doivent être
affilées de même.

CHAPITRE X.

Observation sur la saignée, dont il résulte un moyen sûr pour prévenir certains dangers qui proviennent quelquefois de cette opération, en faisant voir quelle importance il y a d'avoir chacun ses lancettes, tant sur terre que sur mer.

L'OPÉRATION la plus exercée en Chirurgie, & le remede le plus souvent administré est, à n'en point douter la saignée ; c'est aussi, quoiqu'en dise l'Auteur du Conservateur du Sang Humain, & le livre intitulé *de la Santé*, le remede le plus efficace de tous, celui qui opere le plus promptement sur les maladies, c'est enfin le plus universellement recommandé par les Médecins; c'eſt donc une opération des plus précieuſes à l'humanité, & qui mérite une attention particuliere. Cette réflexion eſt des plus importantes, & ne doit pas ſurprendre qu'elle ſe trouve faite par un Artiſte appliqué depuis longtems à chercher tous les moyens propres à perfectionner un Art qui peut être auſſi utile à celui de guérir.

Tout être qui a la faculté de penſer doit dire librement ſon ſentiment pour la cauſe commune, ſur-tout lorſqu'il croit avoir trouvé le moyen d'être utile à ſes Concitoyens. J'uſerai donc **de** cette liberté en propoſant à tous les hommes d'avoir en propre des lancettes, afin qu'elles ne ſervent qu'à eux ſeuls; par ce moyen fort ſimple par lui-même, perſonne ne riſquera de gagner quelqu'incommodité ou quelque maladie étrangere à ſon ſang & à ſa

bonne

bonne conſtitution. Sans entrer dans nn long détail ſur cette matiere , il eſt aiſé de ſentir combien par cette voie on peut altérer ſon tempérament.

Une lancette qui a plongé dans un ſang , ou vicieux par lui-même , ou gâté par pluſieurs cauſes , peut cauſer de grandes incommodités à une perſonne ſaine , à qui l'on plongera cet inſtrument ; parce que quelque portion du virus , quel qu'il ſoit , peut s'attacher à l'inſtrument , malgré la propreté du Chirurgien , attendu que le ſang ſéjourne toujours ſur la lancette pendant tout le tems que dure la ſaignée.

Mon raiſonnement eſt appuyé ſur la phyſique même ; elle nous apprend que tous les corps ſont un compoſé de corpuſcules, qui joints & unis enſemble n'en forment qu'un ſeul , & cette union eſt aſſez prouvée par l'inſpection même des pores que l'on trouve fur les corps les plus durs & les plus unis.

L'acier, ce précieux métal, n'eft pas de ftructure différente des autres corps; c'eft un compofé de globules; il a fes pores, ils font vifibles en plufieurs circonftances, foit quand il eft chauffé, bouillant, foit lorfqu'on le trempe à fon degré de chaleur, dans une eau bien claire, foit quand la rouille a commencé à le décompofer, & on les voit au microfcope.

Etant convaincus que l'acier a des pores, nous devons le regarder comme un corps, fur la furface duquel il y a une infinité de petits trous fuffifamment ouvers pour recevoir & conferver quelques globules de fang de la premiere faignée, dont on fuppofe le fujet vicieux.

Par ce fimple expofé il eft aifé de

conclure qu'une lancette deftinée à ouvrir les vaiffeaux , en plongeant dans la maffe d'un fang mauvais , eft réellement fufceptible de recevoir dans fes pores une fuffifante portion de globules vicieux , pour pouvoir communiquer quelque malignité , en plongeant dans une autre maffe de fang qui n'a aucun virus dangereux , & dont le fujet eft fain.

Je fais que dans un fiecle auffi fertile en écrits que celui où nous vivons , mon obfervation ne manquera pas de critiques ; mais je demande qu'il me foit permis de faire feulement une queftion à mes contradicteurs.

Vous dont le tempérament a fçu oppofer un rempart inacceffible aux attaques cruelles du fléau le plus commun de nos jours , vous dont la bonne conduite & une vraie fageffe , a garanti des fuites funeftes d'une vie déréglée ; permettriez-vous de bonne-foi qu'une lancette avec laquelle on vient de faigner une perfonne attaquée de quelque mauvaife maladie, vous fervît immédiatement après la premiere opération ?

Vous me répondrez peut-être que vous y confentiriez, pourvu que vous foyez affuré que la lancette a été lavée & bien effuyée après l'autre opération ; permettez-moi de vous expofer le danger de votre fauffe fécurité, même après ces précautions.

Le plus vigilant Chirurgien n'eft pas toujours le maître de fa promptitude & de fon exacte propreté, pour effuyer fa lancette auffitôt qu'il le faudroit ; il eft obligé d'attendre au moins qu'il ait panfé la faignée ; n'arrive-t il pas encore fouvent que la perfonne fe trouve mal, d'autres à qui le fang vient fi difficilement que l'on eft très-

longtems à en tirer une fuffifante portion ? Enfin, dans combien de cas le
fang ne refte-t-il pas trop longtems,
malgré la fageffe du Chirurgien qu'on
trouveroit certainement condamnable,
fi, dans de femblables circonftances,
il préféroit de laver & effuyer la lancette, à donner du fecours à fon malade ? C'eft donc malgré lui, que le
fang feche prefque fur l'inftrument,
s'infinue dans les pores, & lui pro-
cure une faleté capable de nuire à d'autres. Et la preuve évidente que le mauvais fang s'infinue dans les pores de
l'acier, eft que quand une perfonne
faignée a eu un long évanouiffement,
qui n'a pas permis au Chirurgien de
laver fa lancette affez-tôt, le fang s'y
attache pour lors fi vifiblement, qu'il
n'eft plus poffible de l'ôter fans repaffer la lancette fur la meule.

Si on ne veut pas convenir que les

accidens de gagner du mal par la lancette arrivent fréquemment, au moins l'on ne peut nier la possibilité de la communication de quelque maladie ou malpropreté ; car la pratique de l'inoculation de la petite vérole suffit pour prouver ce que j'avance.

Cependant il est très-facile de se préserver de ce danger : c'est d'avoir chacun ses lancettes, & ne point permettre qu'elles servent à d'autres personnes : car il ne seroit pas possible d'exiger d'un Chirurgien d'avoir une lancette pour chacun des malades qui ont besoin de saignées ; combien ne lui en faudroit-il pas ? & comment les reconnoîtroit-il ? Il faudroit aussi qu'il en eût toujours sur lui des neuves pour les nouveaux malades. Il est donc bien plus simple, bien plus convenable & bien plus sûr d'avoir chacun ses lancettes.

Un pere de famille peut aisément

(191)

avoir chez lui un étui de quatre ou fix
lancettes, parce qu'il faut les prendre
de différentes formes, afin de fe con-
former aux ufages & aux méthodes
de chaque Chirurgien ; fuppofons par
exemple que l'on en faffe faire quatre,
il en faut deux à grain d'orge & deux
à grain d'avoine, ce font les termes
de l'Art.

Pour un parfait affortiment il en
faut fix ; c'eft-à-dire, deux à grain d'orge, deux piramidales, & deux à grain
d'avoine : les piramidales tiennent le
milieu entre les deux autres efpeces.
Avec ces trois formes de lancettes,
pas un Phlébotomifte ne refufera de
faire une faignée, parce que toutes les
méthodes de faigner font renfermées
dans ces trois formes de lancettes &
que chacun peut choifir à fon gré celle
qui lui convient le mieux [23].

____

[23] Voyez les Fg. 5. 6. 7. de la 2 Planche.

Il faut auſſi avoir ſoin de tenir toujours du canepin dans l'étui, afin que
chaque Chirurgien puiſſe eſſayer la
lancette à chaque ſaignée, pour s'aſſurer ſi elle va bien.

Je porte encore plus loin ma réflexion ; chaque vaiſſeau embarque les
ouvriers néceſſaires pour réparer les
dommages qu'il ſouffre dans ſon tra-
jet ; l'on y voit tous ouvriers très-uti-
les, des Charpentiers, des Forgerons,
des Ferblantiers, des Arquebuſiers
&c. mais on n'y voit jamais des Couteliers ; qu'on me permette donc de
faire ſentir la conſéquence de cette
réflexion.

Chaque Chirurgien de vaiſſeau emporte avec lui trois ou quatre étuis
garnis de lancettes, & ſouvent au bout
de quinze jours de mer toutes ces lancettes ſe trouvent rouillées, des maladies ſurviennent aux gens de l'équi-
page,

page, il faut faigner, il eft bien à préfumer que les Chirurgiens font obligés d'opérer avec leurs inftrumens,
tels qu'ils les ont, dont les pointes &
les tranchans font mangés par la
rouille.

En fecond lieu, le vaiffeau faifant
un long voyage, après quinze ou dix-
huit mois de traverfée, il arrive dans
une Ifle dépourvue de Coutelier, &
fur-tout lancettiers & faifeurs d'inftrumens de Chirurgie ; comment donc
faire en cette circonftance ? n'eft on
pas obligé de faire fervir des inftrumens qui font, non-feulement fatigués
par le fervice, mais encore tous mangés de rouille ?

Examinons en troifieme lieu, que
ces mêmes inftrumens fervent à tous
les gens du vaiffeau ; Capitaine, Of-
ficiers, Soldats , Matelots &c. font
tous opérés avec les mêmes biftouris,

les mêmes rafoirs, les mêmes lancettes &c. Un Matelot fe trouvant fatigué par la forte manœuvre, & à qui il furvient une petite fievre, un mal de tête; une demie journée de repos & une faignée devroient le guérir; on le faigne auffi, mais avec une mauvaife lancette, & qui, peut-être, a déja faigné un ou plufieurs fcorbutiques, cet homme doit-il être guéri?

Et quand, après un combat fanglant, il fe trouve deux ou trois cens bleffés, combien d'opérations n'a-t on pas à faire? Ce moment eft fort critique, fi l'on fe repréfente qu'un biftouri ne peut faire qu'une, ou tout au plus deux opérations; parce que le tranchant ayant touché à l'os, il eft émouffé; d'un autre côté, la fonde crénelée émouffe la pointe.

Que s'enfuit-il de-là, finon que l'on voit tous les jours de nouveaux

malades, les maladies deviennent con‑
tagieuses, le scorbut ravage tout le
corps, les hommes meurent, & toute
la Patrie en souffre. Il est évident,
d'après ce que je viens de dire, qu'un
Coutelier est d'une grand. utilité dans
un vaisseau. Ne croiroit-on pas faire
un meurtre d'envoyer un vaisseau de
huit ou neuf cens hommes d'équipa‑
ges, sans aucun Chirurgien ? Ce se‑
roit certainement envoyer des hom‑
mes au hazard ; & qu'est ce qu'un Chi
rurgien sans l'art du Coutelier ? Il ne
peut exercer que la Médecine, & non
les opérations de Chirurgie.

Je dis avec connoissance de cause,
qu'un Coutelier dans un vaisseau,
quand même il n'auroit que le talent
de bien repasser une lancette, un bis‑
touri, un rasoir, un couteau courbe,
& généralement tous les instrumens
tranchans qui sont indispensables, &

dérouiller ceux qui n'ont point de tranchant, foit fonde, trépan, fcie &c. racheteroit la vie à un tiers de malheureux qui meurent, pour ainfi dire, par force; ou tout au moins, fi l'on croit que j'exagere, doit - on convenir qu'il épargneroit beaucoup de maladies.

Il ne faut pas penfer que mon obfervation devienne difpendieufe & expofe à une plus forte dépenfe fur un vaiffeau, car, au contraire, ce but tend plutôt à l'œconomie; parce qu'un Chirurgien au lieu de deux douzaines de lancettes, une douzaine lui fuffiroient; ainfi & à proportion des autres inftrumens. Bien plus, il eft à remarquer qu'une caiffe d'inftrumens ne fait jamais plus d'une campagne, encore la fait-elle mal, puifqu'au retour, la rouille a fi fort pénétré, que toute la caiffe n'eft plus propre à fervir, & n'eſt vendue que pour de vieilles ferrailles. Il eſt aiſé de juger qu'un Coutelier qui feroit occupé de l'entretien de ces inſtrumens, feroit en-ſorte qu'une caiſſe, au lieu d'une campagne, en feroit trois ou quatre. Mais en même tems, pour profiter de tous ces avantages, & n'embarquer qu'un Ouvrier capable de remplir cette place, il feroit à propos de s'en aſſurer ; un Maître dans une ville du Royaume, ſavant homme & connoiſſeur, qui nommeroit avec choix un Inſpecteur Coutelier dans chaque Port de mer ; lequel feroit chargé de faire travailler le compagnon, lui faire faire le chef-d'œuvre convenable, & ne l'agréger dans le vaiſſeau, qu'après le certificat de l'Inſpecteur ; par ce moyen auſſi facile que raiſonnable, on s'aſſureroit de la capacité de l'Ouvrier.

F I N.

TABLE

TABLE

TABLE

DES MATIERES.

Fin de la Table.

& les moyens de préparer les cuirs pour les rafoirs, fuivie d'une Obfervation importante fur la faignée. S'il Nous plaifoit lui accorder nos Lettres de Privilege pour ce néceffaires. A CES CAUSES, voulant favorablement traiter l'Expofant, nous lui avons permis & permettons par ces Préfentes, de faire imprimer ledit Ouvrage autant de fois que bon lui femblera, & de le vendre, faire vendre & débiter par tout notre Royaume pendant le tems de fix années confécutives, à compter du jour de la date des Préfentes. Faifons défenfes à tous Imprimeurs, Libraires, & autres perfonnes, de quelque qualité & condition qu'elles foient, d'en introduire d'impreffion étrangere dans aucun lieu de notre obéiffance. Donné à Paris le 24 Mai l'an de grace mil fept cens foixante-neuf, & de notre Regne le cinquante-quatrieme. Par le Roi en fon Confeil.

LEBEGUE.

Regiftré fur le Regiftre XVII. de la Chambre Royale & Syndicale des Libraires & Imprimeurs de Paris N°. 293. fol. 717. conformément au Reglement de 1723, à Paris ce 23 Juin 1767.

B**RIASSON**, Syndic.

Pl.
Fig.
Fig. 3.
Fi.

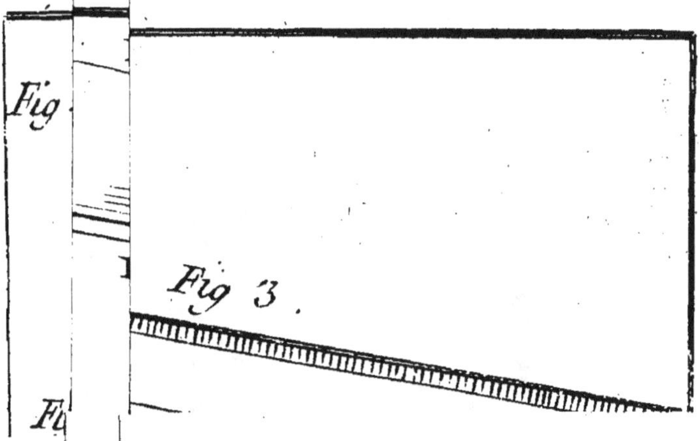

Planche 1.
Fig.
Fig. 9
Fig. 10
Fig. 12
Fig. 11
Fig. 13
PERRET
A PARIS
PERRET
A PARIS
Y
Fig. 6
D
Fig. 4
H
P
K
P
O
Fig. 5
H
Z
O
A
Fig. 1
D
T
N
M
B
B
E
A
Fig. 2
Fig. 3
Maurer Sc.

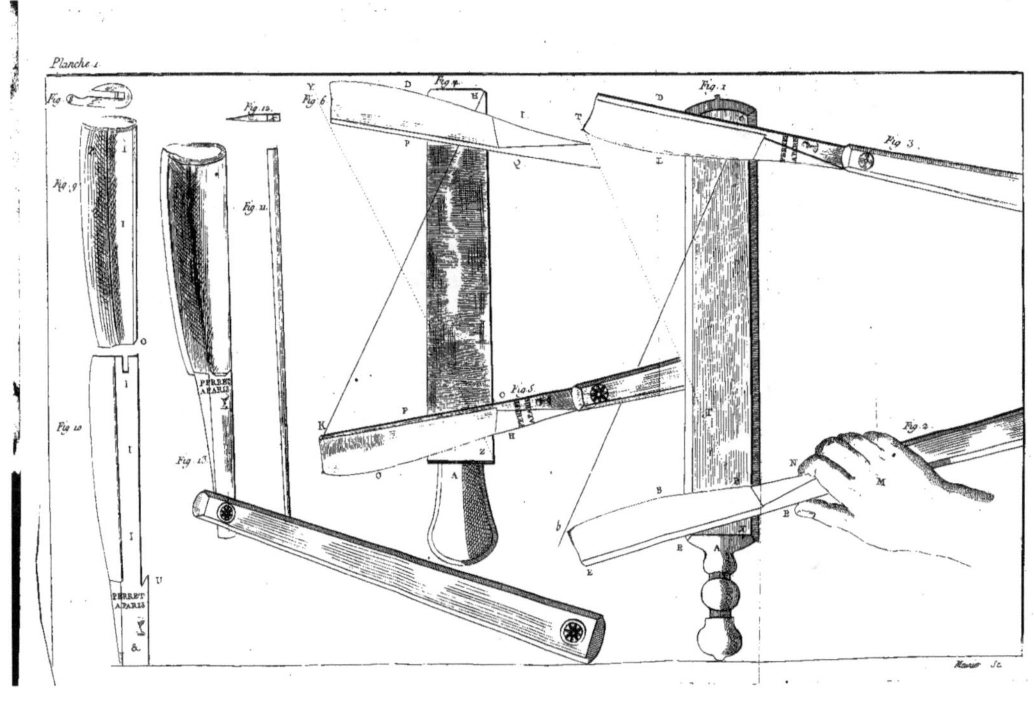

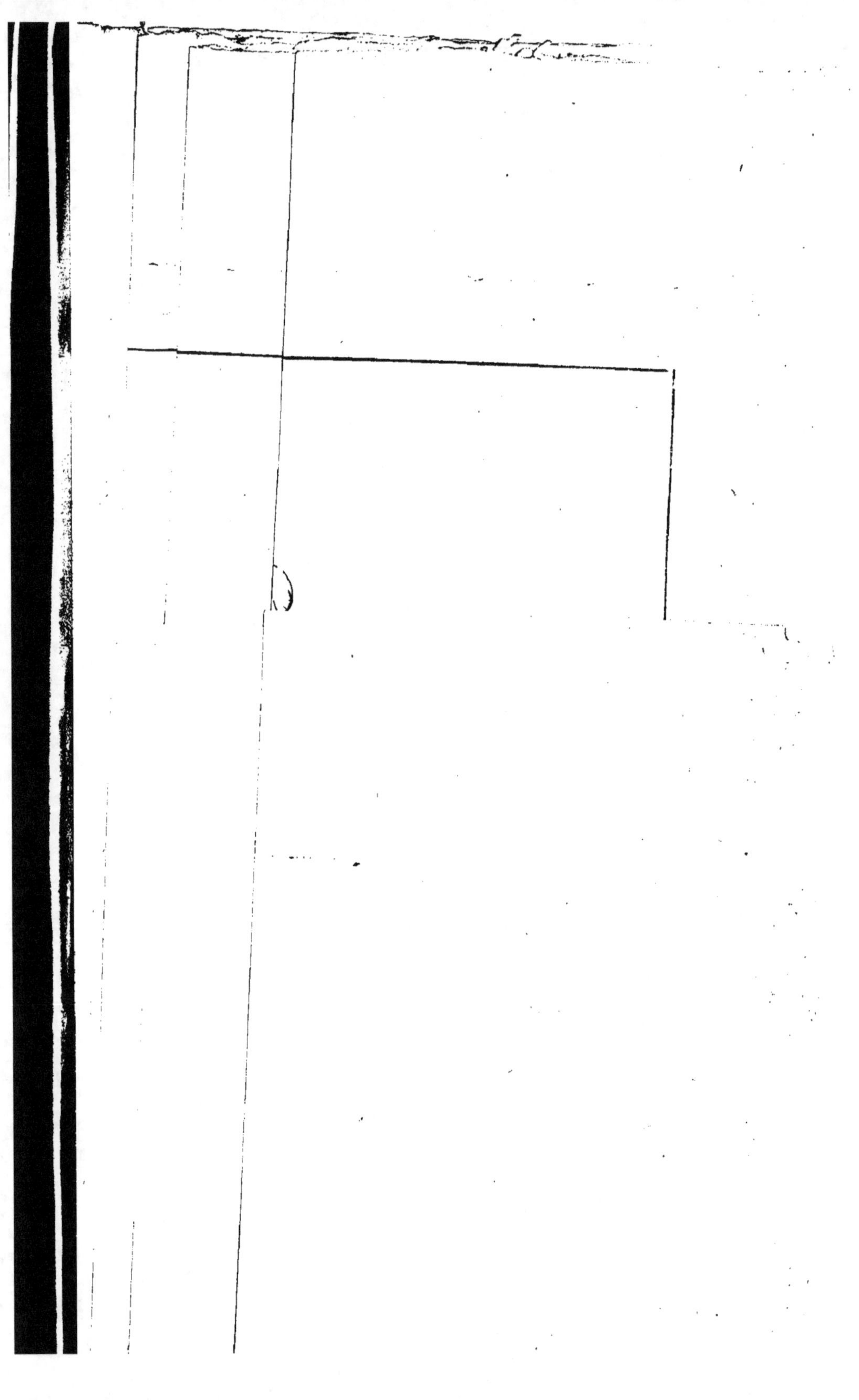

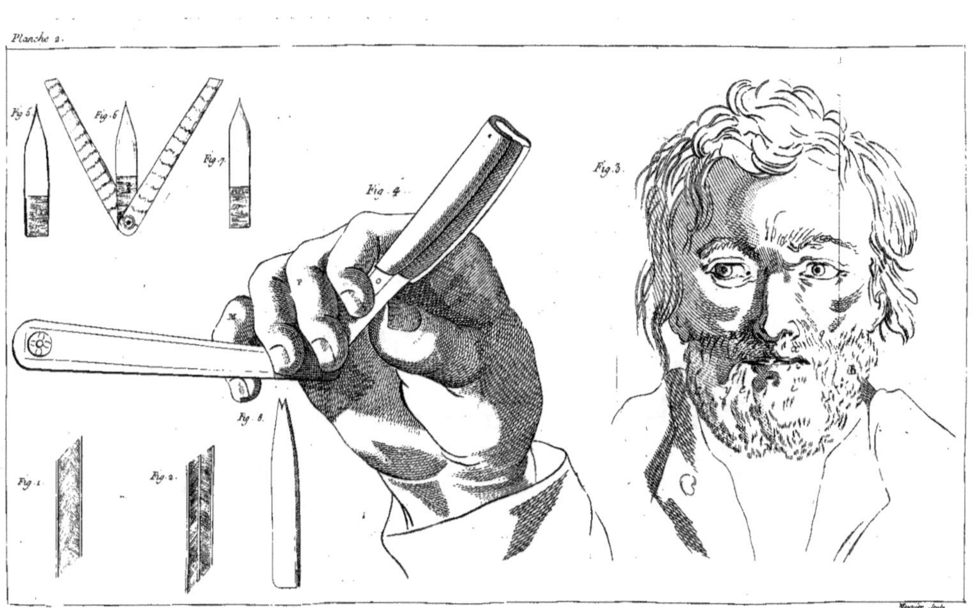

Planche 2.
Fig.5
Fig.6
Fig.7
Fig.4
Fig.3
P
O
M
Fig.8
Fig.1
Fig.2
Meunier Sculp.

www.ingramcontent.com/pod-product-compliance
Lightning Source LLC
LaVergne TN
LVHW021433170726
843501LV00005B/1321